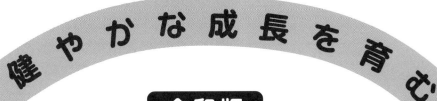

健やかな成長を育む

令和版

子どもの食と栄養

編著　増田啓子

一藝社

まえがき

　食は生きることの基本であり、その重要性はますます注目されています。我が国では2005年に食育基本法が制定され、食に関心を持ち、必要な知識を活用して食生活を営むことが、広く国民に奨励されることとなりました。食育基本法が制定される前年には、「楽しく食べる子どもに～食育に関する指針～」が保育所に示されました。我が国の食育に対する取り組みは、保育所から始まったと言っても良いでしょう。

　食育は生涯を通じて重要ですが、とりわけ乳幼児期の食生活のあり方は重要であると言われています。なぜならば、この時期に生涯にわたる食習慣の基礎が形成・定着するからです。この時期に良好な食習慣を身につけることは、生涯にわたる健康に寄与しますが、課題のある食習慣が身についてしまうと、成人期における生活習慣病などの原因になることが指摘されています。

　胎児期から2歳までの約3年間の栄養状態は、子どもの発育・発達のみならず、成人後の慢性疾患リスクや将来の経済状況にまで、影響を及ぼすことが報告されています。さらに小学校就学までの時期は、身体の発育だけでなく、生活習慣・家族関係・コミュニケーション能力の発達・学力にまで影響を及ぼすことがわかっています。このように、乳幼児期の食生活のあり方・食習慣は極めて重要です。その大切な時期を過ごす保育所、幼保認定型こども園、幼稚園で実施される食育は益々重要となり、食育の担い手となる保育者の役割は大きくなっています。

食育基本法制定後には、保育や幼児教育の場でも、保育所保育指針、幼保連携型認定こども園教育・保育要領、幼稚園教育要領に、食育推進の項目が追加されました。それにより、保育施設では多職種の全職員が保護者と連携し、専門性を活かしながら多角的に栄養・食生活支援を行うこととなりました。

　保護者と連携し、子どもの食習慣をつくる支援を担う職種として、身近な存在である保育士・幼稚園教諭の役割は最も重要となります。したがって保育士や幼稚園教諭には、子どもの食生活の課題や健全な食生活を創造する食に関する幅広い知識と技術が必要とされます。

　本書は保育士養成課程で学ぶ、子どもの食と栄養の基本的な知識と実践にかかわる必須内容を、コンパクトにまとめています。各章の内容は、指定保育士養成施設の指定及び運営の基準に基づき、保育の対象の理解に関する科目「子どもの食と栄養（演習・2単位）」に対応するよう構成されています。さらなる学びに必要な情報については、資料の入手先を示すリンクを示しました。本書を活用し、保育者に必要な食と栄養の知識を身につけていただきたいと願います。

2024年2月　　　　　　　　　　　　　　編著者　増田 啓子

もくじ

第1章 子どもの健康と食生活の意義

第1節 子どもの心身の健康と食生活

1 乳幼児期の食生活の重要性

　乳幼児期は脳と身体の発達が急速に進む時期であり、適切な栄養を摂ることが極めて重要である。適切な食事による栄養摂取は、脳細胞や神経回路の発達を支援し、認知機能や感情の発達に肯定的な影響を与えることができる。身体面においても、体重や身長の急激な増加に対応したり、免疫機能の充実のためにも適切な栄養素の摂取は不可欠である。この時期の子どもの栄養不足は将来の健康に深刻な影響を及ぼす可能性があり、十分な栄養が摂れない場合は栄養失調や成長遅延、健康問題のリスクが生まれる。さらに、乳幼児期は急激な成長が続く時期であり、適切なエネルギー供給は、活発な活動や学習に必要である。

　また、乳幼児期は食習慣が形成される重要な時期であり、健康的な食習慣を身につけることで、将来の食生活に良い影響を与える。多様な食品を摂ることや、新しい食材を試すことは、健康的な食習慣の基盤を築く一助となる。さらには、家族や仲間とともに食事を楽しむことで、コミュニケーション能力を育み、豊かな人間関係を築くことができる。

　以上のように乳幼児期の子どもの食生活のあり方は重要である。保育者はそれを理解し、保護者と連携しながら、子どもの健全な食生活の指導をすることが求められる。

2 生涯発達を見通した食生活の重要性

　子どもの成長は、胎生期、新生児期、乳児期、幼児期、学童期等に分類され、それぞれの時期に適切な食事摂取が必要となる。乳幼児期の食生活は、生涯にわたる食生活の基盤となるものであり、特に配慮が必要である。

　胎生期は、母体の中での成長段階である。胎児は母体を通じて栄養を摂取するため、母親がバランスの取れた食事を摂ることが重要である。新生児期は出産後から1カ月程度の期間であり、母乳や育児用ミルクを摂取する。母乳には新生児の免疫系をサポートする抗体が含まれており、消化吸収がしやすく栄養価の高い母乳を供給するため、続く乳児期にかけて母親の適切な栄養摂取が改めて重要となる。

　乳児期は、生後1カ月から概ね2歳までの期間となり、この時期に離乳食が始まる。離乳食は軟らかい食品から導入され、徐々に幅広い食品を摂取するようになる。

　幼児期は2〜3歳から6歳までの期間で、子どもの食欲が増し、摂取する食品の種類も増える。栄養バランスを保つために、たんぱく質、炭水化物、脂質、ビタミン、ミネラルなどの栄養素をバランスよく摂取することが重要となる。さらには食事の時間を楽しみ、健康的な食習慣を形成する時期でもある。

　学童期は小学校入学後から思春期前までの期間であり、成長と発達のために多くのエネルギーを必要とする時期である。健康的な食事が学習と身体の発達に影響を与えるため、バランスの取れた食事が重要となる。

　各成長段階での食生活は、その時期の栄養ニーズや発達段階に合わせて適切に調整されるべきである。保育者や保護者は、子どもたちの健康的な成長をサポートするために、適切な食事の提供と食育を重視することが大切である。

第**2**節　子どもの食生活の現状と課題

1　子どもの食生活の課題

(1)　朝食の欠食

　子どもの朝食欠食率は、一時期は減少傾向がみられたものの、近年は横ばい傾向となっている。朝食を欠食すると、子どもの成長を支える栄養量が不足するため、子どもにとって大きな打撃となる。朝食の摂取は、栄養摂取のみでなく生活習慣の形成にも大きな影響をあたえる。子どもの朝食習慣は保護者の朝食習慣と関連があり、朝食を食べる習慣が確立していない保護者の子どもは、朝食を欠食する割合が高くなっている。このようなことから、子どもの食習慣を改善するためには、保護者の意識を改善する必要がある。

(2)　朝食習慣と学力・体力との関連

　朝食習慣と学力の間には関連があることが知られている。文部科学省の調査によると、朝食を毎日食べる子どもほど、学力調査の得点が高い傾向があることが示されている（次頁**図表1-1**）。特に毎日食べる習慣を持っている群と毎日は食べない群との間の差が大きく、朝食習慣の確立は大切なものである。体力においても、学力と同じ傾向が見られる。朝食を毎日食べる子どもの体力テストの得点は高くなっている（次頁**図表1-2**）。このように朝食習慣と学力・体力には深い関連があることが証明されており、幼児期から規則正しい朝食習慣をつけることが重要である。

(3)　7つの「コ食」

　日本人の食生活の主な課題を、7つの「コ食」としてまとめることができる。特に家族がバラバラに食事をとる「孤食」は大きな課題であり、子どもだけで食べる「子食」とともに、コミュニケーション力や食事マナーが身につかないことや、偏食などの問題を生む要因にもなっている。

ライフスタイルの変遷から食様式は簡便化・個別化する傾向があり、豊かな人間関係を育む食生活の重要性を保育者が理解し、それを保護者や子どもと問題点を共有しながら克服する努力が必要である。

図表1-1　朝食の摂取と学力調査の平均正答率との関係

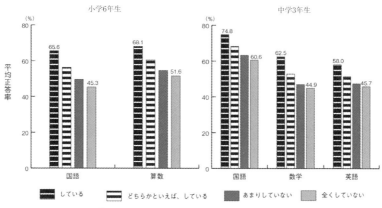

出典：農林水産省「令和2年度食育白書」
資料：文部科学省「全国学力・学習状況調査」（令和元〈2019〉年度）
注：（質問）「あなたは、生活のなかで次のようなことをしていますか。当てはまるものを1つずつ選んでください。「朝食は毎日食べている」
（選択肢）「している」、「どちらかといえばしている」、「あまりしていない」、「全くしていない」

図表1-2　朝食の摂取と全国体力調査の体力合計点との関係

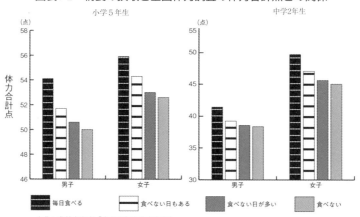

出典：農林水産省「令和2年度食育白書」
資料：スポーツ庁「全国体力・運動能力、運動習慣等調査」（令和元〈2019〉年度）
注：（質問）「朝食は毎日食べますか。（学校が休みの日も含める）」
（選択肢）「毎日食べる」、「食べない日もある」、「食べない日が多い」、「食べない」

2　児童福祉施設における「食」に関する指針

(1)　楽しく食べる子どもに〜保育所における食育に関する指針〜（2004年）

　厚生労働省が乳幼児期の子どもに食育を推進するために、保育所等に示した指針である。子どもが健康的な食生活を育むため、食事や食べることに対する考え方やアプローチを示している。主な内容として、生涯にわたり健康で質の高い生活を送る基本として「食を営む力」の育成を強調し、①お腹のすくリズムのもてる子ども、②食べたいもの、好きなものが増える子ども、③一緒に食べたい人がいる子ども、④食事づくり、準備にかかわる子ども、⑤食べ物を話題にする子どもを目標として示している。

(2)　食育基本法（2005年）

　前述の指針の翌年に制定された法律で、教育や保育に従事する者は、食に関する関心及び理解の増進に努めるべきであるとしている。対象は乳幼児のみならず、あらゆる年代の国民とし、我が国においても食に関する課題が増大していることを背景として制定された。その中で、食育は国民運動として推進することとされ、基本的施策として①家庭における食育の推進、②学校、保育所等における食育の推進、③地域における食生活の改善のための取り組みの推進、④食育推進運動の展開、⑤生産者と消費者との交流の促進、環境と調和のとれた農林漁業の活性化等、⑥ 食文化の継承のための活動への支援等、⑦ 食品の安全性、栄養その他の食生活に関する調査、研究、情報の提供及び国際交流の推進があげられている。

(3)　保育所保育指針、幼稚園教育要領、認定こども園保育指針・教育要領

　これらのガイドラインは概ね10年ごとに改訂・改定がされているが、2008年に初めて「食育の推進」が盛り込まれ、以降、食育は、幼児教育・保育の現場で推進されることとなった。保育所保育指針では「健康及び安全」で食育の推進が取り上げられ、配慮すべきことなどが具体的

に記載された。幼稚園教育要領や認定こども園保育指針・教育要領には、健康領域において、食育を通じた望ましい食習慣の形成について記載されている。

(4) 児童福祉施設における食事の提供ガイド（2010年）

保育所を含む児童福祉施設において、子どもの健やかな発育と発達を支援するために策定された。主な内容として、食事の提供と食育を一体的な取組みとし、栄養管理を行っていく上での考え方や留意点、一人ひとりの子どもの発育・発達への対応、多職種や家庭・地域との連携、食事の提供の際の計画・実施と評価、衛生管理、食育、食を通じた子どもの自立支援などの観点からの留意点等を示している。

図表1-3　食育についてのガイドライン等への情報アクセス

情報提供者	参考文献	アクセス
厚生労働省	児童福祉施設における食事の提供ガイド	
農林水産省	食育基本法	
厚生労働省	楽しく食べる子どもに ～保育所における食育に関する指針	
文部科学省	幼稚園教育要領（平成29年3月）	
厚生労働省	保育所保育指針（平成29年3月）	
内閣府・文部科学省・厚生労働省	幼保連携型認定こども園教育・保育要領（平成29年3月）	

出典:各QRコード（2024年1月最終アクセス）

（増田啓子）

第2章 栄養に関する基本的知識

第1節 栄養の基本的概念

1 栄養とは

(1) 栄養の意義

栄養（Nutrition）とは、生体が必要な物質を体外から取り入れて利用し、発育・成長して生命を維持し、健全な生命活動を営むことをいい、取り入れるべき必須の物質を栄養素（Nutrient）という。また、私たち人間は空腹感を癒やし、料理を楽しみ、嗜好を満足させるために食事をし、食物から生命維持に必要な成分を摂取している。

(2) 食物の流れ

私たちは口から食物を摂取し、消化吸収し、さらに体内で必要な物質に代謝し、不要な物質を排泄する。この営み全てを「栄養」という。食物が通過する口から肛門までは1本の管（消化管）である。口から取り入れられた食べ物は約24時間かけて消化管を通過し、さまざまな消化酵素により分解吸収される。

図表2-1　食物の流れ

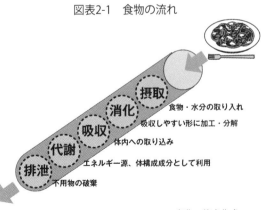

摂取　食物・水分の取り入れ
消化　吸収しやすい形に加工・分解
吸収　体内への取り込み
代謝　エネルギー源、体構成成分として利用
排泄　不用物の破棄

出典：筆者作成

第2節　栄養素の種類とその働き

1　三大栄養素と五大栄養素

　栄養素には主に炭水化物（糖質と食物繊維を含む）、たんぱく質、脂質、ビタミン、ミネラル（無機質）があり、これらを五大栄養素と呼ぶ。このうちエネルギーを有し、エネルギー源として利用できる炭水化物とたんぱく質、脂質を量的にも多く摂取、利用することから三大栄養素という。また、私たちの体を構成する重要な物質として水（水分）、体の調子を整える機能性成分としての食物繊維も栄養学上は重要な物質、成分である。各栄養素の主な働きを図にまとめる（**図表2-2**）。

2　三大栄養素

（1）炭水化物（糖質と食物繊維を含む）

　主な働きはエネルギー源である。私たちが食物から最も多く摂取しているのがこの炭水化物である。必要量としても必要エネルギーの約50〜65％を糖質から摂ることが理想とされる。炭水化物と糖質を同じ意味合いで使うことがあるが、厳密には糖質は炭水化物のうち、人の体内で消化吸収され、エネルギー源として利用される成分をいう。体内で消化できない難消化性のものは食物繊維に分類される。糖質の主な働きはエネルギー源であり、摂取した糖質はグルコースにまで分解され、小腸から吸収される。一部のグルコースは肝臓に運ばれ、

図表2-2　栄養素の主なはたらき

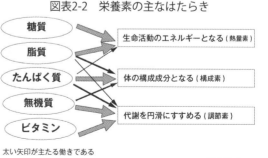

太い矢印が主たる働きである

筆者作成

グリコーゲンとして蓄えられる。グルコースは血液によって体内のすみ
ずみに運ばれ、エネルギー源として利用される。特に私たちの大切な脳
のエネルギー元はグルコースである。糖質1gあたりのエネルギーは
4kcalである。糖質を多く含む食品はご飯（米）パン、麺、芋類、果物
などである。

⑵　たんぱく質

　主な働きは体の構成成分である。私たち人をはじめ、動物の体をつ
くっている主な物質がこのたんぱく質である。エネルギー必要量の約13
〜 20％をたんぱく質で摂ることが理想的である。たんぱく質は約20種
類のアミノ酸から構成されるが、この20種類のアミノ酸のうち人の体内
では合成することのできないアミノ酸を必須アミノ酸といい、必ず食品
から摂らなければいけない。また、その他のアミノ酸は「非必須アミノ
酸」という（図表2-3）。日々の生活で、たんぱく質の摂取で重要なこと
は質と量である。一般的に動物性たんぱく質は栄養価が高く、植物性た
んぱく質（大豆たんぱく質を除く）は栄養価が低い。この栄養価の指標
となるのがプロテインスコアで、その数値が100に近いほど栄養価が高
い。プロテインスコアは、必須アミノ酸をどれだけバランスよく含んで
いるかで決まる。たんぱく質1gあたりのエネルギーは4kcalである。たん
ぱく質を多く含む食品
は肉類、魚類、乳製品、
大豆製品などである。

　母乳は必須アミノ酸
をはじめ、その他のア
ミノ酸も豊富で、アミ
ノ酸組成は理想的であ
り、プロテインスコアも
100である。生まれた
ばかりの赤ちゃんが、

図表2-3　アミノ酸の種類

必須アミノ酸	非必須アミノ酸
バリン (Val)	グリシン (Gly)
ロイシン (Leu)	アラニン (Ala)
イソロイシン (Ile)	セリン (Ser)
トレオニン（スレオニン）(Thr)	システイン (Cys)
メチオニン (Met)	アスパラギン酸 (Asp)
リシン（リジン）(Lys)	グルタミン酸 (Glu)
ヒスチジン (His)	アスパラギン (Asn)
フェニールアラニン (Phe)	グルタミン (Gln)
トリプトファン (Trp)	アルギニン (Arg)
	チロシン (Tyr)
	プロリン (Pro)

筆者作成

母乳だけでしっかり成長できるのはそのためである。必須アミノ酸の中のバリン、ロイシン、イソロシンは分岐鎖アミノ酸（BCAA）といわれ、運動時や運動直後に摂取することで筋肉たんぱく質の合成を促進する働きがある。

(3) 脂質

　主な働きはエネルギー源である。糖質、たんぱく質が1gあたりで約4kcalに対して、脂質は1gあたり9kcalともっともエネルギーが高く、少量で多くのエネルギーを得ることができる。また、体の調整機能に関わるホルモンや生理活性物質などの材料となる。また、一部は体の構成成分となるなど重要な物質である、特に細胞膜はリン脂質で構成されている。また、体に蓄えられた体脂肪は体温保持やクッションとして体を守る働きがある。しかし、飽食である近年、摂りすぎによるメタボリックシンドロームや生活習慣病の問題がある。小児でも小児生活習慣病の原因となりうる。エネルギー必要量の20〜30％で摂ることが理想とされる。30％を超える食習慣では肥満になりやすく、生活習慣病のリスクが高くなる危険がある。脂質には脂肪酸が含まれているが、脂肪酸は飽和脂肪酸（短鎖脂肪酸、中鎖脂肪酸、長鎖脂肪酸）と不飽和脂肪酸（一価不飽和脂肪酸、多価不飽和脂肪酸）があり、不飽和脂肪酸のうち体内で合成できない、または十分に合成できないものを必須脂肪酸（リノール酸、α-リノレン酸）という。必須脂肪酸は体内で合成できないため、食品から摂取しなければならない。また、多価不飽和脂肪酸はn-6系脂肪酸（リノール酸、アラキドン酸）と、n-3系脂肪酸（α-リノレン酸、イコサペンタエン酸〈EPA〉、ドコサヘキサエン酸〈DHA〉に分類される。このn-6系脂肪酸とn-3系脂肪酸は健康維持に重要である。脂質を多く含む食品は、バター、植物油、リブロース、豚バラ肉、鶏皮などの肉類、ナッツ類、アボカドなどである。

(4) ミネラル

　ミネラルは生体の機能調節に重要な酵素や補酵素の材料となる。体内にはほとんどのミネラルが存在するが、体内でつくることはできないた

め、食物から摂取しなければならない。種類も多く、さまざまな食品に含まれるので、偏りのない食生活を心がける必要がある。特に、カルシウムや鉄など成長段階で不足しやすいミネラルは十分には摂取する必要がある。ミネラルの種類、主な働き、不足によって起こりうる欠乏症、多く含む食品を表に示す（**図表2-4**）。

図表2-4 ミネラル

	種類	主な働き	欠乏症	多く含まれる食品
多量ミネラル	カルシウム (Ca)	骨や歯の成分、血液凝固、神経、筋肉の興奮調節	骨軟化、骨粗鬆症、成長不良、過剰でミネラル吸収障害	牛乳、乳製品、小魚、大豆製品、海藻類
	リン (P)	骨や歯の成分、エネルギー代謝	骨や歯がもろくなる、過剰摂取でカルシウム吸収障害、過剰症が問題	動物性食品、豆類、加工食品全般
	鉄 (Fe)	ヘモグロビンの成分、酸素運搬、成長促進	鉄欠乏性貧血、疲労感、発育遅延	レバー、あさり、きな粉、ごま、かつお
	ナトリウム (Na)	細胞外液の浸透圧調節、糖の吸収	食欲低下、無気力感、不足は起こりにくい、過剰で高血圧、腎障害	味噌、醤油など調味料、漬け物、佃煮、練り製品、肉の加工品
	カリウム (K)	細胞内の浸透圧調節、筋肉の弛緩、心臓機能	無気力感、筋力低下、知覚低下	野菜類、芋類、果実、肉類、海藻類、ドライフルーツ
微量ミネラル	ヨウ素 (I)	甲状腺ホルモンの生成、発育促進	甲状腺機能障害、甲状腺肥大、成育不良	海藻類、魚介類
	マグネシウム (Mg)	骨格形成、酵素や神経に作用	骨形成障害、虚血性心疾患	穀類、ナッツ類、ココア、ごま
	銅 (Cu)	造血作用、鉄吸収促進、酵素作用、活性酸素除去	貧血、骨格異常	レバー、貝類、ナッツ類、ココア、ごま
	亜鉛 (Zn)	酵素作用、血流確保、核酸たんぱく質合成	発育不良、味覚障害、免疫低下、皮膚炎	牡蠣、海藻類、レバー、牛乳
	フッ素 (F)	骨や歯の硬さの維持	う歯	煮干し、緑茶、味噌
	マンガン (Mn)	酵素作用、骨形成	成長不良、生殖機能低下	海藻類、豆類セレン
	セレン (Se)	酵素作用、細胞膜の補助	成長不良、心臓病	魚介類、大豆、海藻類
	クロム (Cr)	糖質代謝、たんぱく質代謝	耐糖能低下、成長不良	海藻類、魚介類、肉、チーズ
	モリブデン (Mo)	酵素作用	成長不良、神経過敏症	豆類、カリフラワー、バナナ
	イオウ (S)	アミノ酸の構成、解毒作用	成長不良	たんぱく質食品
	コバルト (Co)	造血作用、ビタミンB$_{12}$の成分	悪性貧血、過剰で甲状腺腫	レバー、葉菜類、魚介類

筆者作成

（5） ビタミン

ビタミンは体の成長に重要なほか、体の調子を整えるなど重要な栄養素である。微量でその作用を発揮するが、人の体内では合成できないまたは不十分なため、動物や植物が合成したビタミンを食物から摂取する必要がある。ビタミンは性質の違いから「脂溶性ビタミン（油脂に溶ける）」と「水溶性ビタミン（水に溶ける）」に分類される。水溶性のビタミンは多く摂取しても尿と一緒に体外へ排泄されるが、脂溶性ビタミンは排出されないためサプリメントなどで多く摂取しすぎた場合に過剰摂取の懸念もある。ビタミンの種類、主な働き、欠乏症（過剰症）、多く含む食品を表に示す（**図表2-5**）。

図表2-5　ビタミン

	種類	主な働き	欠乏症	多く含まれる食品
脂溶性ビタミン	ビタミンA	視力に関与、粘膜の保護、皮膚の上皮組織の正常化、神経の発育、暗所での視覚に関与	胎児や小児の発育障害、抵抗力の低下、夜盲症、失明、（長期の過剰で胎児奇形）	レバー、バター、卵黄うなぎ、緑黄色野菜（人参、かぼちゃ、ほうれん草）
	ビタミンD	カルシウムやリンの吸収を促進する	くる病、大人では骨軟化	油脂類、魚卵、肝油きのこ類
	ビタミンE	抗酸化作用、血流の維持	（過剰で出血傾向）	植物油、ナッツ類
	ビタミンK	血液凝固止血作用	新生児出血症	納豆、ブロッコリー青菜、大豆油
水溶性ビタミン	ビタミンB_1	糖質代謝、酵素の補酵素	疲労感、脚気、ウェルニッケ症候群	豚肉、生ハム、レバー、うなぎ、玄米
	ビタミンB_2	エネルギー、脂質代謝	発育遅延、口内炎	レバー、卵黄、うなぎ、納豆、牛乳
	ビタミンB_6	たんぱく質、脂質代謝	皮膚炎、食欲不振	レバー、魚類、卵黄
	ビタミンB_{12}	核酸、たんぱく合成、貧血予防	悪性貧血、倦怠感、脱力感、神経症状	レバー、魚類、卵、豆類、しじみ
	ナイアシン	糖質、たんぱく質代謝	ペラグラ（皮膚炎、胃腸障害）	レバー、肉類、豆類
	葉酸	赤血球生成、ヘモグロビンの再生	巨血芽球性貧血	緑黄色野菜、レバー、牡蠣、酵母
	パントテン酸	脂肪酸やコレステロールの合成	皮膚炎、副腎障害、成長障害	腸内細菌が合成、レバー
	ビオチン	糖質、脂質、たんぱく質代謝	脱毛、舌炎、食欲不振	レバー、豆類、卵
	ビタミンC	酸化還元、コラーゲン合成	壊血病、皮下出血	柑橘類、いちご、キウイ、芋類

出典：筆者作成

第**3**節 水（水分）

　水は私たちの体の最も多い構成成分で、成人で約60％、乳幼児ではさらに多く70〜80％が水分である（**図表2-6**）。水は栄養素の運搬、老廃物の排泄、体温調節などさまざまな科学的、物理的反応に関わっている。近年、小児や高齢者の脱水が問題となるが、体内水分の約10％が失われると生命維持が難しくなり、20％を失うと死に至る。水分は普段の食事からも摂取しているが、食事摂取量が低下している場合や発熱、下痢などの場合には不足しないよう十分摂る必要がある。特に体の小さな小児では、脱水に注意し、こまめに水分補給を促すようにしたい。

図表2-6　体に占める水分の割合と水の摂取と排泄

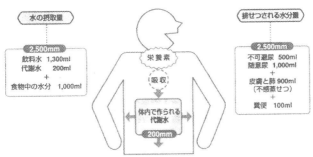

出典：上、大塚製薬ホームページ　出典：下、『栄養の教科書』新星出版社p.129

第4節　食物繊維

　食物繊維は、人の消化酵素では消化（分解）できない成分である。近年の生活習慣病の増加により、栄養素ではない食物繊維が重要視されている。食物繊維の主な働きは①咀嚼回数の増加、口腔内の清潔を保つ、②唾液の分泌促進、③満腹感を早める、④食後血糖上昇抑制、⑤便秘の予防、⑥有害物質の体外排泄、⑦大腸がん予防、⑧腸内細菌の活性化などがある。特に腸は免疫に関わる臓器として注目されており、食物繊維の摂取により腸の働きが活発になることで、免疫力を高める成分としても重要である。食物繊維は水溶性と不溶性があり、どちらも健康維持には重要である。食物繊維の摂取不足が生活習慣病の増加にもつながることから、日々しっかり摂りたい成分である。食物繊維を多く含む食品は根菜類、果物、こんにゃく、きのこ類、海藻類などである。日本人の食事摂取基準（2020年版）では小児の1日の目標量は設定されていないが、便秘の改善や小児期の食習慣が成人期の食事にも影響するということを考えると、食物繊維を含むバランスのよい食事を小児期から摂ることは重要である。

【引用・参考文献】

大塚製薬ホームページ〈https://www.otsuka.co.jp/nutraceutical/about/
　　rehydration/water/body-fluid/〉（2024.1最終アクセス）
厚生労働省「日本人の食事摂取基準」2020年
田村佳奈美『栄養素ぷらすまいなす調整レシピ300』メディカ出版、2016年
中嶋洋子監修『栄養の教科書』新星出版社、2013年

（田村佳奈美）

第3章 消化・吸収・代謝と食事摂取基準

第1節 消化器系の構造と機能

　消化器系は消化管と消化腺からなる。消化管は、口腔、咽頭、食道、胃、小腸、大腸からなり、消化腺は、唾液腺、肝臓、胆嚢、膵臓から構成される。消化器系の機能のひとつは、食物を体内で利用できるよう消化・吸収することである。消化には物理的消化（咀嚼や消化管運動による消化）、化学的消化（消化酵素による消化）、生物的消化（腸内細菌による分解）がある。　また、消化が行われる部位により管腔内消化と膜消化がある。管腔内消化は消化管内で行われる消化をいい、小腸絨毛の微絨毛膜表面で行われる消化を膜消化という。

1　口腔

　食物は口腔で咀嚼され、唾液と混ざり食塊を形成し食道、胃へと送られる。唾液は、唾液腺（耳下腺、顎下腺、舌下腺）から分泌され、ムチンやでんぷん分解酵素である唾液アミラーゼ（プチアリン）を含み、生後6カ月頃より分泌量が増加し活性が高くなる。

2　胃

　胃に到達した食塊は胃内で一時的に貯留され、胃液（ムチン、ペプシン、塩酸など）により粥状にされ、少量ずつ十二指腸に送り出される。胃の主な働きは、食物を貯留、胃液の分泌、殺菌、たんぱく質の消化、一部、脂質の消化である。乳児の胃液にはレンニンが含まれ、乳汁を凝

固（カード）させる。母乳中のカードは軟らかくソフトカードで、消化されやすい。一方、牛乳中のカードはハードカードで消化されにくい。胃の容量は、新生児では約50ml、3カ月では約140〜170ml、1歳では約370〜460ml、5歳では約700〜800ml、成人では約1000〜3000mlである。乳児の胃の形状は、縦型（筒形）をしていて成長につれて湾曲していく。また、乳児は下部食道括約筋が未熟で噴門部が十分に閉鎖していないため、溢乳や吐乳しやすい。

3 小腸

小腸は、十二指腸、空腸、回腸からなり、胆汁、膵液、腸液などが流入し、糖質、たんぱく質、脂質など主要な栄養素の90%以上が小腸で消化・吸収される。消化に関与する二糖類分解酵素の発現量は月齢により異なる。マルターゼ、スクラーゼは出生前より活性が高く、ラクトースは授乳に合わせて出生直後にピークを迎え、その後、徐々に低下していく。

4 大腸

大腸は、盲腸、結腸、直腸からなる。結腸は、上行結腸、横行結腸、下行結腸、S状結腸に分けられ、主に水分の吸収や糞便の形成、その他、一部のミネラルやビタミンの吸収を行う。また、各種腸内細菌が腸内細菌叢を形成し未消化物の発酵・分解を行っている。人工栄養児ではビフィズス菌が少ないことが懸念されていたが、改良され、母乳、人工乳ともにビフィズス菌優位となっている。ビフィズス菌はビタミンB_1、B_2、B_6、葉酸、ナイアシンなどを合成する。

5 肝臓

肝臓は、人体最大の臓器で重さ約1.5kgあり、主な機能は栄養素の代謝・貯蔵、解毒、胆汁の生成・分泌、グリコーゲン合成・分解など生命維持に大事な働きを行っている。

6 膵臓

膵臓は、胃の後方に位置する長さ約15㎝、重さ約80～160ｇの臓器である。膵臓は膵液を分泌する外分泌腺とホルモンを分泌する内分泌腺の機能を持つ。膵液は全ての消化酵素を含み、弱アルカリ性で胃内容物を十二指腸で中和する役割を担っている。

7 胆囊

胆囊は、長さ約8㎝、容量約50mlの囊状の器官で、胆汁を一時的に貯蔵し濃縮する役割を担っている。

第2節　栄養素の消化と吸収・代謝

1 炭水化物

⑴ 糖質の消化と吸収

でんぷんは、管腔内で唾液アミラーゼと膵アミラーゼの作用により二糖類（マルトース）にまで分解される。その後、小腸微絨毛膜に局在する二糖類分解酵素（マルターゼ）により単糖類（グルコース）まで分解され、小腸上皮細胞より吸収され、毛細血管に入り門脈を経て肝臓に取り込まれる。

⑵ 糖質の代謝

体内に吸収されたグルコースは、血液中に入り血糖として存在する。血液中のグルコース濃度を血糖値といい、ホルモンにより70～110mg/dlに保たれている。グルコースは、主にエネルギー源として利用され、過剰に存在する場合は、肝臓や筋肉にグリコーゲンとして貯蔵される。それでも過剰な場合は、脂肪組織に中性脂肪として蓄積される。一方、グルコースが不足すると、筋肉（アミノ酸）や脂肪組織の中性脂肪（グリセ

ロール）からグルコースを合成し、血糖を供給する。これを糖新生という。

(3) 食物繊維

食物繊維は、消化酵素では消化されず大腸に移行し、大腸内の腸内細菌による発酵を受け短鎖脂肪酸が生成される。この短鎖脂肪酸は体内に吸収され0〜2kcal/gのエネルギーを生成する。

2 たんぱく質

(1) たんぱく質の消化と吸収

たんぱく質は、胃内でペプシンによってポリペプチドに分解され、次いで小腸管腔内で膵液中のトリプシン、キモトリプシンによりオリゴペプチドまで分解される。その後、小腸微絨毛膜に局在するアミノペプチダーゼなどの作用によりアミノ酸まで分解され、小腸上皮細胞より吸収され、毛細血管に入り門脈を経て肝臓に取り込まれる。

(2) たんぱく質の代謝

体内に吸収されたアミノ酸は体内のアミノ酸とともに一定量ストックされている。これをアミノ酸プールという。このアミノ酸は主に体たんぱく質（筋肉、骨、酵素、ホルモンなど）の合成に利用される。また、エネルギーが不足している場合は、体たんぱく質を分解しエネルギーを産生する。このように体内のたんぱく質は合成と分解を繰り返し、摂取するたんぱく質と排泄されるたんぱく質のバランスが保たれている。この状態を、窒素平衡という。成長期、妊娠期、筋肉増強時には窒素平衡はプラスとなり、体内にたんぱく質が蓄積されたことを示す。一方、飢餓時などは窒素平衡がマイナスとなり、たんぱく質が損失したことを示す。

3 脂質

(1) 脂質の消化と吸収

食物中の脂質は、炭素鎖の長さにより長鎖脂肪酸、中鎖脂肪酸、短鎖脂肪酸に分類される。長鎖脂肪酸は、十二指腸に流入すると胆汁酸に

よって乳化され、膵液リパーゼの作用を受け、脂肪酸と2-モノアシルグリセロールに分解される。その後、中性脂肪（TG：トリグリセリド）が再合成され、リン脂質やコレステロール及びアポたんぱく質と結合してカイロ（キロ）ミクロンを形成する。カイロミクロンはリンパ管から吸収され、胸管を経て左鎖骨下静脈に入り脂肪組織や筋肉、肝臓に運ばれる。一方、中鎖脂肪酸と短鎖脂肪酸はグリセロールと脂肪酸に分解されミセルを形成せず、毛細血管から吸収され門脈を経て肝臓に吸収される。

（2）　脂質の代謝

　小腸から吸収されたリポたんぱく質は、カイロミクロン、VLDL（超低比重リポたんぱく質）、LDL（低比重リポたんぱく質）、HDL（高比重リポたんぱく質）に分類される。カイロミクロンは、食事由来のトリグリセリドを全身に供給しながら小さくなり、肝臓に取り込まれる。VLDLはカイロミクロンと同様で、トリグリセリドを全身に供給しながら小さくなり肝臓に取り込まれる。LDLは全身にコレステロールを運搬する働きがあり、動脈硬化の原因となることから悪玉コレステロールと呼ばれる。一方、HDLは過剰なコレステロールを回収し肝臓に戻す役割を担うことから、善玉コレステロールと呼ばれる。エネルギーが不足する場合は、体脂肪が分解され脂肪酸とグリセロールを生成する。脂肪酸は、アルブミンと結合し、遊離脂肪酸として血液中を移動して、必要な組織に取り込まれてエネルギーとして利用される。グリセロールは、血液中を移動して、糖新生の材料となる。脂肪酸が過剰に摂取されると、中性脂肪として蓄えられる。

4　その他

　脂溶性ビタミンは、脂質と同様に胆汁酸の作用を受け、ミセルを形成し小腸微絨毛膜から取り込まれ、カイロミクロンを形成してリンパ管から吸収され、胸管を経て左鎖骨下静脈に入り、最終的に肝臓に運ばれる。水溶性ビタミンは、補酵素型の形で存在しほとんどが酵素たんぱく質に

結合している。ビタミンB₁₂及び葉酸以外のビタミンB群は、消化管内で消化酵素の作用を受けて遊離型になった後に、小腸から吸収される。ビタミンCは、遊離型のアスコルビン酸として存在し、そのまま小腸から吸収される。ミネラルは水に溶解するとイオン化し、その大部分が小腸から吸収される。一部のミネラルは大腸で吸収される。

第3節 排泄

1 排便

　摂取した食物のうち、消化されなかったものや水分、腸内細菌や消化液などが混ざりあって、糞便が形成され排便される。新生児は、出生後4日頃まで黒褐色で粘性のある胎便を排泄する。胎便は、胎児期に飲み込んだ羊水や老廃物などを含み、無菌で無臭である。その後、乳汁を摂取することによって、黄色がかった便へと移行していく。黄色は胆汁色素によるもので、胆汁色素が酸性になり緑色に変化、または、空気に触れ酸化し緑色に変化することもあるが、問題はない。離乳期以降の便は、摂取した食物に影響を受ける。色、臭いともに成人に近づき、離乳期は、食材が消化されず、そのまま排泄されることがある。

2 排尿

　腎臓は血液をろ過し、老廃物を水中に溶解し、濃縮して、尿をつくる。乳児期は、腎機能が未熟で尿濃縮力が低いため尿濃度は薄く、排尿するのに多量の水分が必要となる。新生児の濃縮力は成人1/3、乳児は2/3程度となっている。尿の量と排尿回数の目安は、乳児で300〜600ml、幼児で500〜800ml、学童で800〜1200mlである。排尿回数は、乳児で10〜20回、幼児で10回、学童で5〜6回である。腎臓でつくられた尿は膀胱に

たまり排尿される。乳児は尿意を感じず、膀胱内圧が高まると反射的に排尿する。1歳ごろから尿意を感じるようになり、1歳半〜2歳頃になると排尿コントロールができるようになる。

第4節 食事摂取基準

「日本人の食事摂取基準（2020年版）」は、健康増進法に基づき厚生労働大臣が定めるものである。5年ごとに健康な個人及び集団を対象として、国民の健康の保持・増進、生活習慣病の予防のため摂取することが望ましいエネルギー、及び栄養素の摂取量の基準を示すものである。

1 食事摂取基準の意義と指標

（1）対象者

健康な個人、及び健康な者を中心として構成されている集団とし、生活習慣病等に関する危険因子を有していたり、また、高齢者においてはフレイルに関する危険因子を有していたりしても、おおむね自立した日常生活を営んでいる者、及びこのような者を中心として構成されている集団を含むものとする。

（2）年齢区分

出生後1年を6カ月未満（0〜5カ月）と6カ月以上1歳未満（6〜11カ月）の二つに区分を基本としているが、エネルギー及びたんぱく質は、出生後6カ月未満（0〜5カ月）及び6カ月以上9カ月未満（6〜8カ月）、9カ月以上1歳未満（9〜11カ月）の三つの区分とされている。1〜17歳を小児、18歳以上を成人、高齢者については、65〜74歳、75歳以上の二つの区分が設けられた。

（3）エネルギー及び栄養素の項目

健康増進法に基づき、厚生労働大臣が定めたエネルギー及び34種類の

栄養素は、たんぱく質、脂質、飽和脂肪酸、n—6 系脂肪酸、n—3 系脂肪酸、コレステロール、炭水化物、食物繊維、ビタミン A、ビタミン D、ビタミン E、ビタミン K、ビタミンB$_1$、ビタミンB$_2$、ナイアシン、ビタミンB$_6$、ビタミンB$_{12}$、葉酸、パントテン酸、ビオチン、ビタミン C、ナトリウム、カリウム、カルシウム、マグネシウム、リン、鉄、亜鉛、銅、マンガン、ヨウ素、セレン、クロム、モリブデンとなっている。

(4) エネルギーの指標

エネルギーの摂取量、及び消費量のバランスの維持を示す指標として、18歳以上はBMI を採用している。目標とする BMI（kg /m^2）の範囲は、18〜49歳では18.5〜24.9、50〜64歳では20.0〜24.9、65〜74歳では21.5〜24.9、75歳以上では21.5〜24.9とし、エネルギーの過不足を評価する。乳児・小児では、成長曲線に照らして成長の程度を確認する。成長曲線は、集団の代表値であって、必ずしも健康か否かということやその程度を考慮したものではないが、現時点では成長曲線を参照し、成長の程度を確認し、判断するのが最も適当と考えられる。

(5) 栄養素の指標

①推定平均必要量（estimated average requirement：EAR）

当該集団に属する 50% の者が必要量を満たす（同時に、50% の者が必要量を満たさない）と推定される摂取量。

②推奨量（recommended dietary allowance：RDA）

母集団に属するほとんどの者（97〜98%）が充足している量。推奨量は栄養素に対して設定され、推定平均必要量を用いて算出される。

③目安量（adequate intake：AI）

科学的根拠は乏しいが、特定の集団において、ある一定の栄養状態を維持するのに十分な量。

④耐容上限量（tolerable upper intake level：UL）

健康障害をもたらすリスクがないとみなされる習慣的な摂取量の上限。

⑤目標量（tentative dietary goal for preventing life-style related diseases：DG）

生活習慣病の発症予防を目的として、現在の日本人が当面の目標とすべき摂取量。

(6) エネルギー及び栄養素の食事摂取基準

年齢区分の食事摂取基準は厚生労働省、「日本人の食事摂取基準」（2020年度版）を参照されたい。

2 健全な食生活のための指標

(1) 食生活指針

「食生活指針」は、食料生産・流通から食卓、健康へと幅広く食生活全体を視野に入れ、作成されている。内容は、生活の質（QOL=Quality of life）の向上を重視し、バランスのとれた食事内容を中心に、食料の安定供給や食文化、環境にまで配慮した項目となっている。内容は、文部科学省、厚生労働省、農林水産省「食生活指針の解説要領（2016年）」を参照されたい。

妊産婦のための食生活指針は、エビデンスの検証、見直しを行い「妊娠前からはじめる妊産婦のための食生活指針」（2022年）に改定された。次の記述がある。

○妊娠前から、バランスのよい食事をしっかりとりましょう

○「主食」を中心に、エネルギーをしっかりと

○不足しがちなビタミン・ミネラルを、「副菜」でたっぷりと

○「主菜」を組み合わせてたんぱく質を十分に

○乳製品、緑黄色野菜、豆類、小魚などでカルシウムを十分に

○妊娠中の体重増加は、お母さんと赤ちゃんにとって望ましい量に

○母乳育児も、バランスのよい食生活のなかで

○無理なくからだを動かしましょう

○たばことお酒の害から赤ちゃんを守りましょう

○お母さんと赤ちゃんのからだと心のゆとりは、周囲のあたたかいサポートから

⑵　食事バランスガイド

　「食事バランスガイド」は、「食生活指針」を具体的な行動に結びつけるものとして、1日に、「何を」、「どれだけ」食べたらよいかを考える際に参考にできるよう、食事の望ましい組み合わせとおおよその量を、イラストでわかりやすく示したものである。内容は農林水産省「食事バランスガイドについて」を参照されたい。

【引用・参考文献】

小林謙一編著『基礎栄養学』理工図書、2021年　p.95

田地陽一編、栄養科学イラストレイテッド『基礎栄養学（第4版）』羊土社、2022年

栢下淳、上西一弘編『栄養科学イラストレイテッド応用栄養学』改訂第2版、羊土社、2020年

小川雄二『子どもの食と栄養（第5版）』建帛社、2023年　p.55-56

厚生労働省「日本人の食事摂取基準（2020年度版）」〈https://www.mhlw.go.jp/content/10904750/000586553.pdf〉（2024.1最終アクセス）

厚生労働省「妊娠前からはじめる妊産婦のための食生活指針〜妊娠前から、健康なからだづくりを〜」2022年〈https://www.maff.go.jp/j/syokuiku/attach/pdf/jissen-kyouzai-1.pdf〉（2024.1最終アクセス）

農林水産省「食事バランスガイドについて」〈https://www.maff.go.jp/j/balance_guide/〉（2024.1最終アクセス）

文部科学省、厚生労働省、農林水産省「食生活指針の解説要領」2016年〈https://www.mhlw.go.jp/file/06-Seisakujouhou-10900000-Kenkoukyoku/0000132167.pdf〉（2024.1最終アクセス）

（宅間真佐代）

第4章　献立作成・調理の基本

第1節　献立の意義

1　献立とは

献立は「食卓に出す料理の種類や組合せ、順序など、またその予定を立てること」と定義されている。アメリカなどでは、メニュー（食事の内容つまり料理名、食品名を表す）と、レシピ（調理操作、給与量を示した調理指示書）の概念がある。

2　献立の考え方

食事は心身の健康を守り、楽しい団らんの場でもある。必要な栄養、エネルギー、栄養バランスを考え、毎日の食事を楽しく、健康的・合理的に営むために、調理の準備から後片付けまで食事に関わる作業全体を見通した食事の計画を考えることが大切である。それと同時に、安全性や環境負荷を減らす工夫なども踏まえる。

現代の子どもたちを取り巻く環境の変化は、食生活・食習慣に影響を与え、生活習慣病発症の若年化や、心身の発育に及ぼす影響が危惧されている。小児期は生活習慣の基盤が確立する時期であり、生活習慣病予防の出発点である。望ましい食生活の原点となるのは、食品・栄養の基礎知識とともに食事計画（献立作成）である。献立を作成すると、健康な食生活を営む食品の組み立てを計画することができる。子どもは成長の個人差が大きい時期であるため、献立作成の際は個人の身体状況や活

動量を十分に考慮したものにする。また、食事は文化であり、それゆえ献立をたてる際は、栄養学的な配慮とともに地域性などを考慮し、行事食や季節の食材の利用などにも気を配り、生活を豊かにするような工夫が求められる。

第2節　バランスのとれた食事と献立の基本

1　栄養比率を決める

　献立作成上、各栄養素をバランスよく摂取できるように栄養比率を考慮する必要がある。総エネルギー摂取量に占めるたんぱく質（Protein）、脂肪（Fat）、炭水化物（Carbohydrates）の割合（％エネルギー）のことをPFC比と呼ぶ。各栄養素の範囲は、1歳以上でたんぱく質13〜20％、脂質20〜30％、炭水化物50〜65％が望ましい。乳児（1歳未満）については母乳におけるこれら栄養素の構成比をもって、好ましいPFC比と考えるものとする（**図表4-1**）。かつて、日本の食生活は炭水化物に偏りがちであったが、少しずつ変わり、1980年頃に米を主食にて魚、肉、牛乳、製品、野菜など多様な副食をとるというバランスのよい日本型食生活を築いた。

　近年我が国では、生活習慣の変化に伴い2型糖尿病の有病率が高い状況である。2019年に実施された国民健康・栄養調査の結果（厚生労働省、2019 年）によると 20 歳以上で「糖尿病が強く疑われる者」の割合は男性 19.7％、女性 10.8％であり、年齢階級別にみると、年齢が高い層でその割合が高い。「糖尿病が強く疑われる者」の割合はこの 10 年間でみると、男女とも有意な増減はみられないが、2010（平成 22）年に実施された国民健康・栄養調査の結果（2010 年）から男性 3.6％、女性 1.6％の増加がみられる。生活習慣病の予防は、生涯にわたって健康で質の高い生活を送る基本として必要であることから、子どもの頃から食を営む

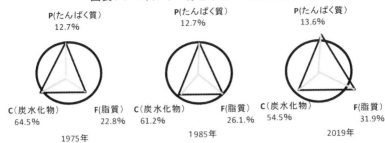

図表4-1 エネルギー源となるPFC比の変化

P(たんぱく質)
12.7%

C(炭水化物)
64.5%
F(脂質)
22.8%

1975年

P(たんぱく質)
12.7%

C(炭水化物)
61.2%
F(脂質)
26.1.%

1985年

P(たんぱく質)
13.6%

C(炭水化物)
54.5%
F(脂質)
31.9%

2019年

円は適正比率(2020年度の目標値　たんぱく質＝13%、脂質27%、炭水化物60%とした

出典：厚生労働省「日本人の食事摂取基準（2020年版）、
農林水産省「食糧需給表」を基に筆者作成

力を育成する必要がある。

2　基礎食品群

栄養素を過不足なく摂取するため、どのような食品をどれくらい食べるとよいのか考えやすいように、食品に含まれる成分が類似したものをいくつかにグループ分けしたものが、食品群である。「三色食品群」「六

図表4-2　食品群

	赤群	黄群	緑群
三色食品群	肉、魚、卵、牛乳・乳製品、豆など	米、パン、めん類、いも類、油、砂糖など	野菜、果物、きのこ類など
	体をつくるもとになる	エネルギーのもとになる	体の調子を整えるもとになる

	1群	2群	3群	4群	5群	6群
六つの基礎食品群	魚、肉、卵、大豆、大豆製品	牛乳・乳製品、海藻、小魚	緑黄色野菜	淡色野菜、果物	穀類、いも類、砂糖類	油脂、脂肪の多い食品
	筋肉や骨などを作るエネルギー源となる	骨・歯を作る体の各機能を調節する	皮膚や粘膜の保護する体の各機能を調節する	体の各機能を調節する	エネルギー源となる体の各機能の調節する	エネルギー源となる

出典：農林水産省「食事バランスと従来の分類法との関係」
〈https://www.maff.go.jp/j/syokuiku/zissen_navi/balance/guide.html〉を基に著者作成

つの食品群」などがある。

各食品群から多種類の食品を過不足なく組み合わせることによって、対象者の食事摂取基準の摂取範囲内の献立ができる。

3 献立作成の手順

(1) 主食を決める

主食は、ご飯、パン、麺など主にエネルギー源となる。ご飯、パン、麺のうちから選ぶ。

(2) 主菜を決める

主菜は副食（おかず）の中心となる料理で、主にたんぱく源食品（魚介類、肉類、卵類、大豆および大豆製品）を使った料理である。魚、肉、卵、大豆製品のうちから1食品を選び、その食材をどのように調理するかを決める。例えば鮭を選んだ場合、揚げる調理法にすると、鮭のフライになり、焼く調理法にすると鮭の塩焼き、煮る調理法にすると鮭の煮つけなどとなる。

(3) 副菜と副々菜を決める

副菜は主にビタミン・ミネラル源となる野菜を使った料理で、主菜とのバランスを考えて組み合わせる。また、主食のつけ合わせともなる。副菜と副々菜は、主菜で選んだ調理法と重ならないように、違う調理法を選ぶ。例えば、副菜に根菜の煮物（煮る）、副々菜にほうれんそうのお浸し（ゆでる）を選ぶ。

(4) 汁物を決める

汁は1品つけることによって献立が豊かになり、汁の具の実を変えることによって季節感も出る。水分をとるためにも嚥下などを促すにも必要な料理である。上手に牛乳を使用するとカルシウムなど、きのこ類や藻類を使用すると食物繊維など、工夫次第で不足しがちな栄養素の補給になる。主菜や副菜・副々菜の食品と重ならないように注意する。

一食の献立例

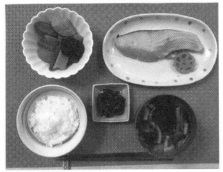

出典：筆者撮影

⑸ ⑴～⑷で不足がある場合

デザートは献立を豊かにし、食後の楽しみや満足感につながるものである。献立でビタミン、ミネラル、食物繊維の不足分があれば、果物や乳製品を使用したデザートを加え栄養バランスを整える。材料費も考慮して組み合わせる。

⑹ その他

盛り付けを目で見て自然に覚えるよう、食事のたびに盛り付け量に合った器を選択する。ランチョンマットに並べて配膳すると、食事のバランスを確認しやすくなる。

4 献立作成の評価

献立を栄養的に検討するときに、まず目安になるのが色合いである。使用する食品の種類が増えるにつれて、色合いが豊富になる。食事をおいしくみせる視覚的効果で食欲をそそるばかりでなく、摂取できる栄養素の種類を増やすことにつながる。各食品群から、できるだけ多くの食品 を幅広く取り入れるようにする。よい献立の条件を以下に示す。

⑴ 変化があり、期待感がもてること

特定の食品や料理に偏った食事にならないようにするために、また、食事の期待感を高めるためにも、献立の内容は日によって食材料や調理

法などに変化をもたせる。

(2) 季節感があること

昔から「旬のもの」という言葉があるように、食卓に季節感をもたせることも、よい献立をつくる条件の一つである。旬の食品は、年間を通して最も美味でかつ価格も安い。

(3) 経済的であること

食費は、家計の中で大きな割合を占めている。食品は価格が高いものが必ずしも栄養価が高く、おいしいとは限らない。日頃から食品の値動きに注意するとよい。

第**3**節 調理の意義と基本

1 調理の意義

調理は、①食品を衛生的で安全なものにするため、②消化・吸収を良くするため、③食品をおいしくするため、④食欲を増すように外観を整えるために行う。一般に小児の場合は大人より咀嚼力や消化・吸収力が低いため、食品の特徴を考慮した適切な調理操作を行う必要がある。

2 計量

調理の失敗をなくすために、はかり、計量カップ、計量スプーン、温度計、タイマーなどの計量器を用いる。道具の使い方をしっかり覚えて料理をする。はかりは重量で示し、一般に上皿自動秤やキッチンスケールを用いる。計量カップ、計量スプーンは容量で示し、1カップ200ml、計量スプーンは、大さじ1杯15ml、小さじ1杯が5mlである。量りとるものを多めに用意して、スプーンやカップにすくい入れ、塩などの個体のものならヘラを使用して表面を平らにすりきる。しょうゆなどの液体

のものは、スプーンの表面に盛り上がってこぼれ落ちるくらいすくいとる。

図表4-3　食品の容量と重量の関係　（単位：g）

食品	小さじ （5mL）	大さじ （15mL）	カップ （200mL）
水・酒・酢	5	15	200
食塩	6	18	240
しょうゆ	6	18	230
みそ	6	18	230
みりん	6	18	230
上白糖	3	9	130
グラニュー糖	4	12	180
はちみつ	7	21	280
小麦粉（薄力粉）	3	9	110
かたくり粉	3	9	130
トマトケチャップ	6	18	240
ウスターソース	6	18	240
マヨネーズ	4	12	190
油	4	12	180
バター	4	12	180
ベーキングパウダー	4	12	―
粉ゼラチン	3	9	―
普通牛乳	5	15	210
精白米	―	―	170

出典：女子栄養大学出版部「八訂 食品成分表2022」

3 調理器具

　切る、擦る、おろすための調理器具には、包丁、まな板、おろし金、すり鉢とすりこぎ、調理用はさみ、ピーラー、ゆで卵切り器、フードカッターなどがある。子どもが料理を行う場合は、調理台がへその高さくらいになるようにふみ台などを用意する。まな板の下にはかたく絞ったぬれ布巾を敷き、食材を扱っている時にまな板が動かないようにする。

4 調理方法

　調理方法は生食調理と加熱調理に大別される（**図表4-4**）。

（1）**生食調理**

　主に魚介類、野菜類、果物類に用いられる調理法で、食品のもつ風味、歯ざわり、色合いなどをそのまま賞味することができ、調理も容易

図表4-4　おもな調理方法

調理方法			目的・留意点など
生食調理		洗う	食品に付着している菌類、土、農薬などを除く
		切る	食べられない部分を除く。形を整える
		する、おろす	離乳の開始から用いられる調理法である
		裏ごす	すり鉢、おろし金、裏ごし器などは不衛生になりやすいのでよく洗浄し、完全に乾燥させる
加熱調理	水が媒体の加熱	ゆでる	やわらかくする。あく抜きをする。たんぱく質を凝固させる
		煮る	加熱と味つけを同時に行う。煮汁に栄養素が溶け出すので、煮汁も使用するとよい
		蒸す	蒸気のなかで食品を加熱する。形が崩れにくく、風味も保ちやすい。栄養素の損失も少ない
	水が不要の加熱	焼く	直火焼き（食品を直接に火にかざす）間接焼き（フライパンなどの上で加熱する、オーブンなど放射熱と対流によって加熱する）がある
		炒める	少量の油を用い、短時間、高温で加熱する
		揚げる	熱媒体は油脂、食品は脱水されて代わりに油分が吸収される
		電子レンジ	マイクロ波により食品中の水分を振動させ、その摩擦によって加熱する

出典：筆者作成

である。しかし、生食調理の場合は加熱による殺菌ができないため、新鮮な食品を選ぶとともに、十分な洗浄が必要である。まな板、包丁、ボウルなどの調理器具や、調理する者の手指の衛生にも配慮する。

(2) 加熱調理

大部分の食品は、加熱操作によっておいしく安全で消化されやすく調理され、食卓に供される。加熱の方法には、ゆでる、煮る、蒸す、焼く、炒める、揚げる、電子レンジ加熱（マイクロ波加熱）などがある。加熱することによって食中毒の予防になる。また、食材がもっているアミノ酸、脂質、糖質などが溶出するので味がよくなる。焼いたり揚げたりすることによって焦げ香などの独特の風味が生じる。ゆでることで食材がもっている渋み、粘り気のある物質などを取り除き、食材の味をおいしく仕上げたり、卵、魚、肉類のたんぱく質を固めて、口当たりをよくしたりもする。

5 調理後の後片付け

後片付けは、使用済みの調理器具や食器を洗い、安全で衛生的に、使いやすいよう機能的に収納することである。調理で使用した後のまな板、ふきん、たわし、スポンジ類などは、衛生を保つために洗浄、消毒、乾燥をさせる。

後片付けをする際には、環境に配慮し、水を汚さない工夫を実践したい。工夫として①汚れの度合いが軽いものから順に洗う。②必要量以上の洗剤を使わないように、使用量の目安に従って使う。③食器を洗う前に、あらかじめ油、ソースなどの油気のある汚れを取り除いておく。④目の細かいごみ受けを使って小さなごみを流さない、などがある。

6 食品の保持

食材を長持ちさせるためには、上手な保存方法を知ることが大切である。野菜、果物、肉、魚介類、卵などの生鮮食品は、そのまま放置して

おくと風味、味、栄養などが劣化する。その劣化を防ぎ、保存を可能にするのが「冷蔵」と「冷凍」である。冷蔵は食品の温度を下げて（0〜10℃）冷却状態で保存をし、冷凍はさらに温度を下げて（−18℃以下）食品を冷凍させて長期保存を可能にする。品質の劣化を引き起こす酸化や乾燥は冷凍中でも起こるため、酸素にふれないように食品を包むことが大切である。野菜を冷凍保存する場合は、一度加熱調理をしてから冷凍する。

　野菜は種類によって常温保存（自然な温度で15〜25℃ぐらいが目安）が適している。だいこんやにんじん、さつまいもは湿気や低温にも弱いので、新聞紙に包み、室温で保存をする。かぼちゃやたまねぎ等は、通気性のよいかごに入れ、風通しのよい冷暗所で保存するとよい。カットした場合は、ラップをして冷蔵する。

【引用・参考文献】

上田玲子編著『子どもの食生活 第5版 栄養・食育・保育』ななみ書房、2021年

香川明夫監修『八訂 食品成分表2022年』女子栄養大学出版部、2022年

女子栄養大学調理学研究室監修『調理のためのベーシックデータ〔第6版〕』女子栄養大学出版部、2022年

松本仲子監修『もっとおいしく、料理の腕が上がる！下ごしらえと調理テク』朝日新聞出版、2016年

厚生労働省「国民健康・栄養調査」〈https://www.mhlw.go.jp/bunya/kenkou/kenkou_eiyou_chousa.html〉（2024.1最終アクセス）

厚生労働省「日本人の食事摂取基準(2020年版)」〈https://www.mhlw.go.jp/content/10904750/000586553.pdf〉（2024.1最終アクセス）

（井部奈生子）

第5章 調理演習

第1節 調理演習

1 炊飯方法

(1) 白米

①洗米…吸水量の多い1回目の水洗いに時間をかけないように気をつける。ぬかの臭いが吸収されないようにたっぷりの水で手早く研ぎ、すぐに水を取り替える。その後2～3回研げば十分である。

②水加減…米の重量の1.5倍、または体積の1.2倍。新米は水分が多いので、重量の1.3倍、同体積にするとよい。

③浸漬（吸水）…米粒の中心までしっかり吸水させる。研いですぐに炊くと表面だけ煮えて中は芯が残る。水温にもよるが、夏は30分、冬は1時間くらい浸ける。この浸漬により米の20～30％の水が吸収される。

④加熱…鍋なら、沸騰するまで強火→弱火で10～15分→強火で5秒

⑤蒸らし…米の糊化（α化）を完全にするために、消火後10分くらい蒸らす。すると表面の水も吸収されて米の芯まで軟らかくなる。おいしく炊きあがった米の含水量は65％、米の重量の2.2～2.3倍になる。

(2) お粥

　保温性が高く米にゆっくりと火を通すことができる土鍋がよい。なければできるだけ分厚い鍋を使う。炊飯方法はご飯を炊く手順の弱火の部分を、蓋をずらして1時間ほどかけてじっくりと炊く。離乳食で少量だけ作りたい場合は、炊飯器でご飯を炊くときの中心部に、背の高い湯呑みに米と水を入れたものを置き、一緒に炊くとお粥ができて便利である。

図表5-1　粥の配合割合

種　類	米（C）	水（C）	米に対する水の量（倍）
全 が ゆ （5 倍 が ゆ）	1　（160g）	5〜6	5〜6
七　　分　　が　　ゆ	5/7（115g）	5	7
五分がゆ（10倍がゆ）	1/2　（80g）	5	10
三　　分　　が　　ゆ	1/4　（40g）	5	20
お　　　　も　　　　ゆ	10〜13倍の水で炊いて濾したもの（上澄み）		

＊粥の出来上がり量はいずれも約800g前後になる

出典：筆者作成

2　出汁の取り方

(1)　出汁の利点

　しっかりと出汁を効かせて調理をすることにより、その他の調味料が少なくなるので減塩につながる。また、香りも良いので嗅覚が研ぎ澄まされ食欲もわく。できるだけ化学調味料に頼らず、乳幼児期から出汁のうま味を味わわせてあげると、味覚の発達にもつながる。

(2)　うま味の相乗効果

　鰹節のうま味成分であるイノシン酸と昆布のうま味成分であるグルタミン酸をそれぞれ単独で使うより、両方を混ぜ合わせたほうが、うま味が強くなってよりおいしくなる。これをうま味の相乗効果という。

(3)　UMAMIとは

　1908年、日本では出汁から物質の特定を行い、甘味・塩味・苦味・酸味の基本四味に加え、新たな味覚「うま味」を提唱し、五味となった。そして1985年、うま味が世界的に認められ「UMAMI」と表記された。

　このうま味を最大限に活かしているのが「和食」である。2013年12月に「和食〜日本の伝統的な食文化〜」として、ユネスコ無形文化遺産に登録された。子どもたちに継承していきたい食文化である。

図表5-2　出汁の種類と取り方

種類	用途	うま味成分	使用量 （水量に対して）	取り方
鰹節	吸い物	イノシン酸・ ヒスチジン塩	2～4％ （一番出汁）	沸騰した湯に鰹節を入れて すぐに火を止め サラシ等で濾す
	煮物 みそ汁		4～8％ （二番出汁）	一番出汁を取った後の鰹節 に水を加えて沸騰後に濾す
昆布	鍋物 煮物	グルタミン酸 塩 マンニット	2～5％	汚れを拭いた昆布を水に 1時間ほど浸けて火にかけ 沸騰直前に取り出す
煮干し	みそ汁	イノシン酸 ヒスチジン塩	3％	頭とはらわたを取った 煮干しを水に1時間ほど 浸けて火にかけ沸騰後 5分ほど煮て濾す
合わせ 出汁	煮物	鰹節＋昆布	各1～2％	水に昆布を入れて火にかけ 沸騰直前に取り出し 沸騰したら鰹節を入れて 火を止め濾す
干し 椎茸	煮物	グアニール酸	1％	洗った干椎茸を水に浸け 軟らかくなったら 戻し汁を取る

出典：筆者作成

3　野菜の切り方

(1)　切り方を変える利点

　同じ野菜でも切り方が違うと、食感や味の染み方、見た目、さらには食欲までも変わってくる。また、調理法や料理によって切り方を変えるとバリエーションも増える。子どもが苦手とする野菜でも、切り方が変わるだけで食べられることがあるので、いろいろな切り方を習得しておくとよい。

(2)　幼児が食べやすい大きさに

　小さく切りすぎても丸呑みを覚えてしまう。食べる子の口に合わせたサイズに切るようにする。または、手づかみしやすいようにスティック状や、スプーンやフォークで食べやすい2～3cm程度の大きさにしてもよい。ひと口大ぐらいの大きさにしてかじり取って食べることで、自分の適量を覚えていく。

野菜の切り方

出典：筆者撮影

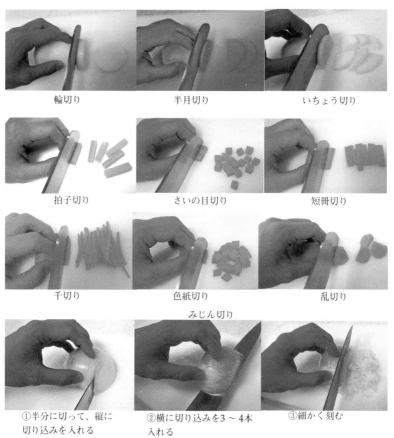

輪切り　　　　　　　半月切り　　　　　　いちょう切り

拍子切り　　　　　　さいの目切り　　　　　短冊切り

千切り　　　　　　　色紙切り　　　　　　　乱切り

みじん切り

①半分に切って、縦に　②横に切り込みを3〜4本　③細かく刻む
切り込みを入れる　　入れる

第2節　幼児食を作る

1　子どもからおとなへおとなから子どもへ

（1）　幼児食とおとなの献立の違い

　乳幼児の消化機能が成人とほぼ同じぐらいまで発達するのは、炭水化
物が3歳頃、たんぱく質が1歳頃、脂肪が2、3歳頃である。また、腸管の

免疫機能の発達は2、3歳頃である。さらに、乳歯が3歳頃までには上下10本ずつ揃うが、咀嚼力はまだ弱い。そのため、離乳食が完了してもすぐにおとなと同じものが食べられるわけではないので、食材の見極めや調理法の配慮が必要である。

　例えば、おとなの献立を子どもに使う場合には、肉は脂身が多い部分は避けて赤身を使う、菜種油やオリーブ油などの良質な油を使う、繊維の多い根菜類などは食べやすく切る、味の濃い料理は調味前に取り分けて別鍋で軟らかく煮る、などの方法がある。しかし、子どもをおとなに合わせるのでなく、おとなを子どもに合わせた調理法にすると、軟らかすぎて食感に物足りなさを感じるかもしれないが、おとなも薄味に慣れることにより健康的になり、子どもと同じものを食べることでコミュニケーションも育まれる。

(2)　注意が必要な食材

〈誤嚥しやすいもの〉

①こんにゃく・大豆・白玉団子・ミニトマト・ピーナッツ・飴・餅 など

　気管に入りやすく喉に詰めると窒息の恐れがある。少しずつ食べさせたり、細かく刻んでとろみをつけたりするとよいが、食べさせる場合は注意して観察する（硬い豆やナッツ類は5歳ごろまでは食べさせない）。

〈アレルギーの危険があるもの〉

②卵・乳・小麦・エビ・カニ・そば・落花生・クルミ など

　初めて食べる食材は少しずつ与える。一度に2品以上が重なると何が原因か分かりにくいので1品ずつ与えるほうがよい。

〈嗜好性、刺激性の強いもの〉

③チョコレート・カレー（おとな用）・香辛料（コショウ・七味など）・スナック菓子・カフェイン飲料（コーヒー・紅茶・緑茶など）など

　糖分、塩分、脂分が多い食品はくせになりやすく、摂り過ぎで肥満や生活習慣病になる恐れがある。素材の味を活かした薄味に慣れさせる。

〈食中毒の危険があるもの〉

④生もの・卵・青魚・はちみつなど

生魚や生肉、生卵には雑菌が多いので、しっかりと加熱をして食べさせるほうが安全である。刺身は3歳頃が望ましい。はちみつはボツリヌス菌による乳児ボツリヌス症の恐れがあるため、1歳までは含まれる食品や加熱したものであっても絶対に与えてはいけない。

(3) **分量の展開**

子どもの胃は小さく一度にたくさんの量は食べられないので、3〜5歳児はおとなの約2/3量、1〜2歳児はおとなの約1/2量、生後12〜18ヵ月頃はおとなの約1/3量を目安にするとよい。

図表5-3　おとなから幼児への分量の展開例

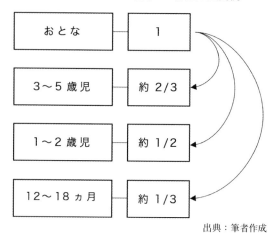

出典：筆者作成

(4) **食中毒予防の三原則**

乳幼児は抵抗力が弱いので食中毒に感染する危険性が高いため、調理には十分に気を付けなければいけない。

『食中毒菌の付着防止（つけない）』…正しい手洗い！清潔に！

『食中毒菌の増殖防止（増やさない）』…適正な保存温度、時間の管理！

『食中毒菌の殺菌・消毒（やっつける）』…中心部までしっかり加熱！

〈食中毒菌の繁殖三条件…温度・水分・栄養〉これらを増やさない！

2 献立例と作り方

例は3〜5歳児1人分を示す。〈エネルギー422㎉・たんぱく質18.5g・脂質9.5g〉

・**ごはん**　精白米50g　水75cc 〜 85cc

・鮭のパン粉焼き

鮭切り身50g

パン粉大さじ2

マヨネーズ小さじ1

塩少々　青のり適量

ブロッコリー 30g

ミニトマト10g

作り方

①ボウルにパン粉・マヨネーズ・塩を混ぜ合わせる。

②①を鮭に塗るようにのせてグリルで焼き色がつくまで焼き、青海苔をかける。

③お皿に盛り付け湯がいたブロッコリーと洗ったミニトマトを添える。

・サツマイモのヒジキ煮

サツマイモ30g

ヒジキ（乾燥）1g

人参10g

インゲン3g

白ごま1g

ごま油小さじ1/2

出汁100ml

醤油小さじ1/2　砂糖小さじ1

①サツマイモは拍子切りにして水にサッとさらす。人参は短冊切り、ヒジキは水で戻してザルに上げてしっかり水を切る。

②鍋にごま油を熱して、ヒジキを炒める。油がまわったら醤油・砂糖を加える。沸いたら出汁・サツマイモ・人参を加え、軟らかくなって煮汁がほぼ無くなるまで煮詰め、白ごまを混ぜる。

③器に盛り付け、湯がいて小口切りにしたインゲンを散らす

・ホウレンソウのカツオ和え

ホウレンソウ30g

鰹節1g

醤油小さじ1/3　酢小さじ1/2

①ホウレンソウは洗って湯がき、水にさらして適当な幅に切り、しっかり絞る。

②鰹節・醤油・酢と和え、器に盛る。

・豆腐のみそ汁

絹ごし豆腐20g

玉葱10g

シメジ10g

ミツバ3g

出汁120ml

みそ大さじ1/2

①冷めた出汁に薄切りにした玉葱を入れて火にかけ、沸いたらほぐしたシメジを加える。
②火が通ったらみそを溶き入れ、1cm角に切った豆腐を加える。
③沸く直前に2cmぐらいに切ったミツバを加えてすぐに火を止め、椀に盛る。

実際の献立例

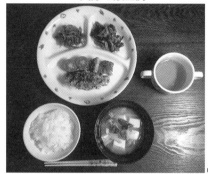

出典：筆者撮影

【引用・参考文献】

厚生労働省「保育所における食事提供のガイドライン」〈https://www.mhlw.go.jp/bunya/kodomo/pdf/shokujiguide.pdf〉（2024.1最終アクセス）

文部科学省「日本食品標準成分表（八訂）増補2023年」〈https://www.mext.go.jp/a_menu/syokuhinseibun/mext_00001.html〉（2024.1最終アクセス）

実教出版編修部著、安部サト他編修『イラスト調理BOOK－基本・応用・理論－』実教出版、2010年

厚生労働省「食中毒」〈http://www.mhlw.go.jp/stf/seisakunitsuite/bunya/kenkou_iryou/shokuhin/syokuchu/index.html〉（2024.1最終アクセス）

（佐藤純子）

第6章　食品の基礎知識

第1節　食品の分類と特徴

1　食品の分類

　現在、日本には約2,000種類を超える食品が流通している。これらの食品の分類や特徴、加工品について述べる。

(1)　食品の生産別分類

　食品の生産様式により「農産食品」「畜産食品」「水産食品」およびその他の食品に分類される。「農産食品」には穀類、いも類、豆類、野菜類、果実類、きのこ類がある。「畜産食品」では、食肉類をはじめ乳や乳製品、卵類が、さらに「水産食品」では魚介類や海藻類に分類される。

(2)　食品成分表による分類

　食品成分表は、日本で流通し使用されている2,478品目の食品を穀類、肉類、菓子類、調理済み流通食品類など18群に分類し、これらの成分値についてまとめたものである。現在使用されている成分表は2020年に公表された「日本食品標準成分表2020年版（八訂）」（文部科学省・学術審議会資源調査分科会編）である。

(3)　栄養成分による分類

　栄養成分による食品の分類については「3つの食品群」、「4つの食品群」、「6つの基礎食品群」、「食事バランスガイド」によって分類される。詳細については第4章2節を参照されたい。

第2節 食品の特徴

1 農産食品の種類と加工について

(1) 穀類

　穀類には、米や小麦、大麦、そばなどがある。日本人が摂取している
エネルギーの約60％は糖質から摂取しており、その半分は米からである。
米は日本人の主食である。小麦は小麦粉で利用されることが多い。小麦
に含まれるたんぱく質（グルテン）量により、薄力粉、中力粉、強力粉
に分類され、さまざまな加工品の原料となっている。大麦は押し麦や麦
茶、ビールなどの加工品の原料となる。そばは麺に加工されるほか、菓
子の原料として利用されることも多い。

(2) いも類

　いも類には、じゃがいも、さつまいも、さといも、やまいもなどがあ
り、特にさつまいもやじゃがいもにはビタミンCが豊富に含まれている。
穀類と同様、でんぷん（糖質）が多く含まれ、エネルギー源となる。穀
類と異なり、水分を多く含むため腐りやすく、保存方法に気を付ける必
要がある。さといものぬめりはガラクタン、やまいもの粘りはムチンに
よるもので、糖タンパク質の一種である。

(3) 豆類

　豆類にはタンパク質が約20％含まれている。豆類は脂質を多く含む
（約20％）大豆と、糖質を多く含む（約60％）小豆やえんどう豆、いんげ
ん豆などに分類される。大豆は豆類の中でも最も消費量が多く、豆腐や
味噌、しょう油など様々な加工品の主原料となっている。小豆やいんげ
ん豆は「あん」に加工され、菓子等に利用されている。

(4) 野菜類

　野菜類はビタミンやミネラル、食物繊維の供給源となるだけでなく、

図表6-1　野菜の主な分類

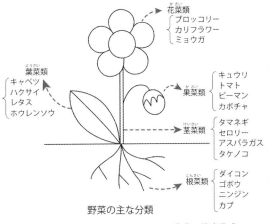

花菜類
- ブロッコリー
- カリフラワー
- ミョウガ

葉菜類
- キャベツ
- ハクサイ
- レタス
- ホウレンソウ

果菜類
- キュウリ
- トマト
- ピーマン
- カボチャ

茎菜類
- タマネギ
- セロリー
- アスパラガス
- タケノコ

根菜類
- ダイコン
- ゴボウ
- ニンジン
- カブ

野菜の主な分類

出典：筆者作成

日々の食卓を彩る食材として欠かすことができない食材の一つである。野菜は食用とする部分により**図表6-1**のように分類される。また、野菜に含まれるカロテンの含有量が可食部100g当たり600μg以上含む野菜を「緑黄色野菜」、それ以下のものを「その他の野菜（淡色野菜）」に分類する。緑黄色野菜にはにんじん、ほうれん草などがある。トマトやピーマン、アスパラガスなどは「その他の野菜」に分類されるが、食べる量や頻度が多く、カロテンやその他栄養素の供給源となるものも多い。野菜の成分の特徴は一般に水分含量が約90％以上である。枝豆やさやえんどう（グリーンピース）、さやいんげんなどの未熟豆や、豆を発芽させた「もやし」も野菜類に分類される。近年、野菜に含まれる色素やフィトケミカルと呼ばれる機能性成分が注目され、アントシアン（赤や青紫）やフラボノイド（白や黄色）といった色素やポリフェノールなどがある。加工品としては、漬物や佃煮、水煮のほか、冷凍食品、生食用、調理用のカット野菜がある。

(5)　果実類

　果実類の成分は約80〜90％が水分であり、ショ糖、果糖などの糖類も多く含まれる。野菜類より含有する栄養素量が少ないが、香りがよく生で食べることができるため、ビタミンCをはじめとし、ミネラル、食物繊維の良い供給源となる。ジャムやジュースなどに加工される。

(6)　きのこ類

　きのこ類は体内でのカルシウム吸収を助けるビタミンDや食物繊維の良い供給源となる。なめたけなどに加工される。

2　畜産食品の種類と特徴

(1)　食肉類

　食肉には牛肉、豚肉、鶏肉などがある。肉類はタンパク質を約20％含み、必須アミノ酸のバランスが良く、特に穀類に不足しているトリプトファンを多く含んでいる。牛肉には鉄分が、豚肉にはビタミンB$_1$、鶏肉にはビタミンA（レチノール）が他の肉類に比べて多く含まれている。豚肉はハムやソーセージ、ベーコンなどに加工される。

(2)　乳および乳製品

　乳・乳製品は、タンパク質や脂質の供給源のほかカルシウムの重要な供給源となる食品である。乳・乳製品に含まれる乳糖やビタミンDがカルシウムの体内への吸収をうながし、カルシウムの吸収率は他の食品に比べてよい。牛乳はチーズやヨーグルト、生クリーム、バター、粉乳等に加工される。乳幼児用の調整粉乳のほとんどが牛乳を原料とする。

(3)　卵類

　鶏卵やうずら卵があり、各種の栄養素がバランスよく含まれている。必須アミノ酸のバランスもよく、タンパク質の重要な供給源である。マヨネーズ、茶碗蒸し、プリン、アイスクリームなどの主な原料となる。

3　水産食品の種類と特徴

(1)　魚介類

　魚介類は畜肉類と同様、タンパク質含有量は約20％と多く、重要なタンパク供給源である。また畜肉と比較し水分量が多く、脂質含有量は少ない。魚類に含まれる脂質は魚の種類により大きく異なる。魚油には不飽和脂肪酸であるDHA（ドコサヘキサエン酸）やEPA（エイコサペンタエン酸）が多く含まれる。一方、貝類は魚類に比べ脂質の含有量は少ない。マグロなどの赤身の魚には鉄分が、小魚にはカルシウムも豊富に含まれ、さらにビタミンDの重要な供給源となっている。魚類は干物やかまぼこ

などの練り製品、缶詰などに、貝類は水煮や佃煮などに加工される。イクラやタラコ、数の子などの魚卵は塩や調味料漬けなどに加工される。

(2) 海藻類

海藻類は低エネルギー食品で、カロテンやビタミンB群などのビタミンや、カルシウムやヨウ素などのミネラル類を豊富に含んでいる。海苔やわかめ、ひじき、昆布などがあり、佃煮や乾燥品に加工されるほか、テングサは寒天に加工される。

4 その他各食品の種類と加工について

(1) 油脂類

油脂類は大きく2つに分けると、常温で液体の油（oil）と固体の脂（fat）がある。液体の油は不飽和脂肪酸が多い植物性油（大豆油、菜種油、ごま油、オリーブオイルなど）があり、固体の脂では飽和脂肪酸を多く含む動物脂（バター、ラード〈豚脂〉、ヘット〈牛脂〉）などがある。油脂類には脂質の他、植物性油脂はビタミンEが、動物性油脂はビタミンA・D・E・K が含まれている。

(2) その他

調味料では砂糖や塩をはじめとし、大豆加工品である、みそ・しょうゆ、米などの穀類を主原料とする食酢などがある。トマトを主原料としたトマトケチャップ、卵や植物性油を主原料としたマヨネーズ、その他ウスターソースなどの調味料があり、香辛料としてはコショウやわさび、からし、カレー粉などがある。嗜好飲料としては緑茶、紅茶、コーヒー、果汁飲料、炭酸飲料、スポーツ飲料があり、その他アルコール飲料がある。菓子類は和菓子、洋菓子、中華菓子があり、国や地域の食文化や風土などが反映されたものも多く、柏餅や雛あられなどの行事菓子としての位置づけの菓子がある。

第3節　栄養を補うための食品

1　栄養機能食品

　栄養機能食品とは、食生活の乱れや高齢化などにより通常の食生活を行うことが難しく、1日に必要な栄養成分を摂ることが困難な場合に13種類のビタミンや6種類のミネラル、n-3系脂肪酸など20種類の栄養素を補給するために利用される食品のことである。栄養機能食品の対象食品は消費者に販売される容器包装に、「栄養成分の機能」や「摂取方法および摂取するうえでの注意事項」が表示されている。サプリメントとは異なり、通常の形状の食品（例：牛乳やコーンフレークなど）にビタミンやミネラルを添加した食品である。

2　サプリメント

　栄養補助食品はサプリメントとも称され、特定の栄養（ビタミン、ミネラル、タンパク質、アミノ酸など）を補うためのものである。形状がカプセルや錠剤の形をしたものもあるが、薬品ではなく「食品」に分類される。サプリメントは多量摂取により疾病が治癒したり、より健康が増進するものではなく、一日の摂取目安を守り、日々の食生活は主食、主菜、副菜を基本に食事のバランスを取ることが大切である。

第4節　食品の選び方

1　食品の旬

　食品には野菜類、畜肉類、魚介類などの「生鮮食品」と、保存がきく「加工食品」がある。生鮮食品には「旬」があり、栄養的にも価値が高

いものが多く、発育期の子どもには鮮度の良い生鮮食品を用いることで、味覚の育成にもつながると考えられる。四季折々の旬の食材を生かした献立を考えるようにすると良い。

2 食品表示

(1) 食品表示

食品表示は、名称、添加物等を含む原材料名、内容量、保存方法およびアレルギー物質などの情報の記載が法律で定められている。

(2) 賞味期限と消費期限

「賞味期限」とは、指定の方法（冷暗所、10℃以下など）で保存した場合にすべての品質を十分保持できる期間をいう。適正な保存をしていた食品は賞味期限を少し過ぎても食べることはできるので、食品を無駄にしないことも大切である。「消費期限」とは、賞味期限と異なり、弁当や惣菜など期限を過ぎると急激に劣化する食品に記載されている期限表示である。よって期限は厳守することが大切である。

第5節 食品のマーク

1 特別用途食品

特別用途食品とは、乳児、幼児、妊産婦、および病者などの発育、健康の保持・回復などに適する特別の用途を表示し販売される食品であり、特別用途食品のマークが包装容器に表示されている（**図表6-2**）。調製粉乳やベビーフード、経口補水液も特別用途食品の一つである。

2 特定保健用食品

特定保健用食品は「トクホ」とも呼ばれ、**図表6-2**のマークが表示さ

れている。個々の製品ごとに国から許可を受け、保健の効果を表示することができる食品である。身体の生理学的機能などに影響を与える成分を含み、例えばオリゴ糖は「おなかの調子を整える」、大豆イソフラボンは「骨の健康が気になる方へ」などの表示が許可されている。

図表6-2　食品のマーク

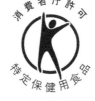
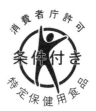

特別用途食品のマーク　　　　　　　　　特定保健用食品のマーク

出典：消費者庁HP健康や栄養に関する表示の制度についてより　http://www.caa.go.jp/foods/pdf/foods_index_4_161013_0002.pdf（特別用途食品）http://www.caa.go.jp/foods/pdf/foods_index_4_161013_0001.pdf（特定保健用食品、特定保健用食品条件付き）

【引用・参考文献】

喜多野宣子・近藤民恵・水野裕士『はじめて学ぶ健康・栄養系教科書シリーズ③　食べ物と健康Ⅰ食品成分を理解するための基礎第2版』化学同人、2016年

医歯薬出版編『日本食品成分表2020八訂』医歯薬出版、2020年

喜多野宣子・上村昭子・久木久美子『はじめて学ぶ健康・栄養系教科書シリーズ④　食べ物と健康Ⅱ知っておきたい食品素材と加工の基礎第2版』化学同人、2016年

「食品の期限表示について」厚生労働省〈https://www.mhlw.go.jp/shingi/2008/03/dl/s0327-12g_0004.pdf〉（2024.1最終アクセス）

「特保（特定保健用食品）とは？」厚生労働省e‐ヘルスネット〈https://www.e-healthnet.mhlw.go.jp/information/food/e-01-001.html〉（2024.1最終アクセス）

（喜多野宣子）

第7章 子どもの発育・発達と食生活 乳児期の授乳

第1節 授乳期・離乳期の心身の発達の特徴

　授乳期・離乳期は急速な身体の発育（成長）、運動機能及び精神の発達を遂げる。この時期の健全な心身の発育（成長）・発達には、子どもに適した栄養と環境が大切である。

1 身体発育

（1）身長・体重

　出生時の身長は約50cm、生後1年で約1.5倍の約75cmとなる。出生時の体重は約3kg、生後3〜4カ月では約2倍の約6kg、生後1年では出生時の約3倍の約9kgとなる。出生後、一時的に体重が10％前後減少する。これを生理的体重減少という。原因は、胎便や尿の排泄、不感蒸泄、母乳不足とされ、7〜10日で出生時の体重にもどる。栄養状態を判定する指標として乳幼児身体発育曲線を用いる。乳幼児身体発育曲線は、乳幼児の発育の目安となり、母子手帳にも掲載されている。評価の方法は、乳幼児身体発育曲線のグラフに体重や身長を記入し、成長曲線のカーブに沿っているかをみて栄養状態を確認する。

（2）頭囲・胸囲

　出生時の頭囲は約33cm、生後1年で約45〜46cmとなる。出生時の頭蓋骨には間隙（大泉門、小泉門）があり、小泉門は生後3〜6カ月頃に閉鎖、大泉門は生後1歳〜1歳6カ月頃に閉鎖する。大泉門の早期閉鎖は、小頭症などが疑われ、閉鎖遅延は、くる病や水頭症が疑われる。出生時の胸

囲は、頭囲より若干小さい約32cm、生後1年には頭囲と同じ約45cmとなる。その後、胸囲が頭囲より大きくなる。

（3）**歯牙**

　乳歯の萌出の時期は個人差が大きいが、6〜7カ月頃より生え始め、1歳で8本、2〜3歳で上下10本ずつの計20本が生え揃う。

2 運動機能

　新生児の大脳の機能は未熟なため、行動の大部分は反射によるものである。母乳を吸う（吸啜反射）、指を握る（把握反射）などは生まれつき備わった原始反射である。その後、身体や神経系の発達とともに運動機能が発達する。生後4カ月で首が座り、7カ月で寝返り、8カ月で座位、10カ月でつかまり立ち、1年で伝い歩きなどの粗大運動が発達する。また、物をつかんで投げたり、なぐり描きをしたり、目と手の協調運動である微細運動が発達する。

3 精神発達

　精神機能の発達は、知能や思考と社会性（適応）や情緒面の変化から観察できる。授乳期・離乳期の精神面の特徴は、神経、感覚、運動機能などの成熟とともに、表情も豊かになり、言語、情緒、社会性などめざましく発達することである。この時期は、大脳皮質が未発達なため情緒や興奮のコントロールができない。情緒は、環境に左右されやすい傾向にあり、性格形成にも大きく影響することから母親（保育者）など安定した人間関係の中で信頼感を獲得していく。2歳頃になると自我が芽生え、自己主張が強まり反抗期を迎えるため、食事面では遊び食べ、偏食や食欲不振などの問題が起こりやすくなる。

4 呼吸器系・循環器系

　新生児は胸壁筋が未発達であるため、横隔膜による鼻腔からの腹式呼

吸である。新生児の呼吸数は、約30〜50回/分、乳児は約30〜40回/分で成人の約2倍以上である。新生児の脈拍は120〜140拍/分で成長とともに減少していく。胎児期の血液の循環は胎児循環であるが、出生後は肺呼吸が始まり新生児循環に移行し、これまで使用させていた動脈管や卵円孔は閉鎖する。

5 免疫系

新生児の免疫は未発達である。胎児期には胎盤を通してIgGが移行されるため、濃度は高いが出生後急激に低下し、生後3〜4カ月で最低値となる。その後、自身でつくり始め5〜6歳で成人レベルとなる。

6 体温調節機能

新生児は環境温度に影響されやすく、低体温、高体温になりやすい。成人は、骨格筋の運動（ふるえ）により熱産生を行うが、新生児の熱産生は、肩甲骨、脊柱、腎のまわりの褐色脂肪細胞により行われている。

第2節　授乳期の栄養と食生活

授乳とは、乳汁（母乳または育児用ミルク）を子どもに与えることをいう。授乳は子どもに栄養を与えるだけでなく、母子・親子のきずなを深め、子どもの心身の健やかな成長・発達のうえでとても重要である。授乳による栄養法には、母乳のみからエネルギーや栄養素等を摂取する母乳栄養、母子の健康上の理由や母乳不足などで母乳以外の乳汁からエネルギーや栄養素等を摂取する人工栄養、また、母親の就労や母乳不足などの理由で、母乳と育児用ミルクを組み合わせた混合栄養がある。

1 母乳栄養

(1) 乳汁分泌のメカニズム

妊娠初期よりエストロゲン、プロゲステロンにより乳腺が発達する。分娩後、これらのホルモンの分泌が低下し、乳児の吸啜刺激により下垂体前葉よりプロラクチン（乳汁産生）、下垂体後葉よりオキシトシン（射乳反射）が分泌し、母乳が分泌される。

(2) 母乳の種類と成分

分娩後3〜5日頃までに分泌される母乳を初乳といい、分娩後10日以降の母乳を成乳という。初乳が成乳に移行する期間の母乳を移行乳という。初乳は、成乳と比べ黄白色を呈し、粘稠性がある。初乳は成乳に比べ、たんぱく質、ナトリウム、塩素は多い。また、感染防御作用のある免疫グロブリンは成乳の2〜3倍多く含んでいる。さらに、ラクトフェリン、リゾチーム、白血球などが含まれている。その他、神経系の発達に必要なタウリンなどのたんぱく質を多く含む。成乳は白色を呈し、粘稠性はなく、乳糖や脂質が多い。

(3) 母乳栄養の利点

○乳児の成長・発達に必要な栄養素が含まれている。

○母乳には、抗体、免疫因子、酵素、白血球など免疫システムを強化する物質が含まれている。

○母乳中の乳糖はエネルギー源、カルシウムの吸収促進、ビフィズス菌増殖因子となり腸内環境を整える。

○小児期の肥満やのちの2型糖尿病の発症リスクを低下させる。

○乳幼児突然死症候群（SIDS）の発生率が低い。

○顔全体の筋肉やあごの発達を促す。

○授乳期に分泌されるホルモンであるオキシトシン、プロラクチン、コレシストキニンなどは、産後の母体回復を促進する。

○母乳育児は、母子相互作用により愛着形成を促す。

○安全性、衛生的、簡便性、経済性に富む。

(4) 母乳栄養の問題点

①新生児生理的黄疸

生後2〜3日に現れ7〜10日で消退していく。母乳に含まれるビリルビンの代謝を阻害する因子により黄疸がみられる。

②新生児・乳児ビタミンK欠乏性出血症

生後7カ月までに発症する新生児ビタミンK欠乏性出血症（新生児メレナ）と生後1〜2カ月ころに発症する乳児ビタミンK欠乏性出血症がある。母乳中にはビタミンK含有量が少ないため、ビタミンKを多く含む緑黄色野菜、豆類などを多く摂取するよう心がける。現在は、ビタミンK_2シロップの経口投与が実施され、発症を予防している。

③母親の飲酒と喫煙の影響

授乳中に飲酒すると、母乳中にアルコールが排出され、乳児が急性アルコール中毒となる。喫煙ではニコチンが母乳中に分泌され、乳児が一酸化炭素中毒となる。その他、不眠、嘔吐などの症状がみられることがある。授乳中の飲酒および喫煙は乳児への影響を考え禁忌とする。

④ウィルス感染症

成人T細胞白血病（ATL）、AIDS（HIV：ヒト免疫不全ウィルス感染症）は母乳感染するため人工栄養が勧められている。

⑤授乳障害と授乳禁忌

乳児側の障害として、乳児の哺乳力が弱い、口蓋奇形、低出生体重児、脳障害時などがある場合は授乳できないため搾乳して与える。母親側の障害としては、乳頭の奇形、乳腺炎、乳頭亀裂などがある。授乳禁忌としては、母親が結核、伝染病など感染するおそれのある場合や悪性腫瘍、糖尿病、慢性腎炎、甲状腺機能亢進症、心臓病、精神病、てんかんなどの薬を服用している場合は、授乳を中止する。

(5) 授乳方法の実際

母乳栄養は乳児にとってもっとも好ましい栄養法である。母乳は、乳

児の生活リズムに合わせて、欲しがるときに欲しがるだけ与える自律授乳が望ましい。

①授乳間隔と回数

生後1週間の母乳の分泌量は極めて少量であり、授乳間隔は定まらず、乳児が欲しがるときに頻繁に授乳する。生後1カ月すると母乳分泌量が多くなり、授乳のリズムができ3時間間隔になる。生後3カ月ころには3時間半、その後4時間の間隔となり、1日6～7回の授乳回数となる。

②授乳時間

1回の授乳時間は、10～15分程度である。30分経っても哺乳をやめない場合は母乳不足を疑う必要がある。

③母乳の飲ませ方

しっかりと抱いて、目と目を合わせて微笑みながら優しく声をかけるなど、ゆったりとした気持ちで授乳を行う。授乳が終わったら縦に抱いたまま、あるいは肩に抱きかかえるようにして軽く背中をたたいて排気（げっぷ）をさせる。授乳後、残った乳は搾り乳房は空にしておく。

④母乳の保存

母乳を保存する場合、24時間以内であれば冷蔵（4～5℃）、それ以上は冷凍母乳（－20℃）とする。冷凍母乳を解凍しても、栄養成分や免疫物質にはほとんど変化はみられない。解凍する際、熱湯や電子レンジを用いると栄養成分や免疫物質が破壊されるため、水またはぬるま湯につけて解凍し、哺乳瓶に移し湯せん（40℃）で温める。細菌などの汚染を防ぐために、衛生面に配慮し、搾乳、保存、解凍などを行う必要がある。

⑤母乳育児の支援

「母乳育児成功のための10か条（WHO/UNICEF、1989年）」が提唱され、母乳育児が世界的にも推進されている。また、母子にとって母乳は基本であり、母乳で育てたいと思っている人が無理せず自然に実現できるよう、「授乳・離乳の支援ガイド（2019年改定版）」を参考に支援を行う。

2 人工栄養

(1) 育児用ミルクの種類

育児用ミルクには、乳児用調製乳、市販特殊ミルク、市販外特殊ミルクがある。

①乳児用調製乳

乳児用調製粉乳と乳児用調製液状乳がある。乳児用調製粉乳には、母乳の代替品としての乳児用調製粉乳、離乳期以降に不足しがちな栄養素の補完を目的にしたフォローアップミルク、低出生児用粉乳がある。乳児用液状乳は、調製粉乳と同じ成分でつくられ、缶や紙の容器に入っていて常温で半年から1年程度保存可能である。

②市販特殊ミルク

牛乳アレルギー用のアレルギー疾患用粉乳、乳糖不耐症乳児用の無乳糖粉乳、心臓や腎臓の疾患を持つ乳児用の低ナトリウム粉乳、脂質吸収障害の乳児用のMCT乳がある。

③市販外特殊ミルク

登録特殊ミルク、登録外特殊ミルク、薬価収載の特殊ミルクがあり、先天性代謝異常、心臓病、腎臓病、肝臓病など医師の処方箋が必要になるミルクなどである。

(2) 調乳法

調乳法には、家庭などで消毒した哺乳瓶を用い1回分ずつ調乳する無菌操作法と、病院や保育園など1日分をまとめてつくり、飲む直前に加熱消毒する終末殺菌法がある。調製粉乳は製造過程においてエンテロバクターサカザキ菌（Enterobacter sakazakii）やSalmonella enterica（S. enterica）などの有害な菌に汚染されることがある。乳児がエンテロバクターサカザキ菌に感染すると敗血症（重篤な場合、髄膜炎を併発）などを起こす場合がある。感染リスクを減少させるためには、70℃以上の湯で調乳することや調乳から摂取までの時間を最小限にすることが示されている。調乳時には、乳児用調製粉乳の安全な調

乳、取扱い及び保存に関するガイドラインを参考にして調乳を行う。

(3) 授乳法

①哺乳瓶の種類と特徴

○ガラス製：耐熱、傷がつきにくい、衛生的、重い、割れる

○プラスチック製：傷がつきやすい、軽い、割れない

②乳首の種類

乳首の材質：天然ゴム、イソプレンゴム、シリコン

乳首の形状：丸形、スリーカット、クロスカット

③飲ませ方

母乳と同様に親子のスキンシップが図れるようにする。1回の授乳時間は10〜15分程度を目安にする。授乳の回数は、新生児期には7〜8回/日、1〜3カ月頃は5〜6回/日、4〜5カ月頃は5回/日前後である。授乳量の目安量は、新生児期には80ml/回、1〜2カ月頃は120〜150ml/回、2〜3カ月頃は150〜160ml/回、3〜4カ月頃は200ml/回である。

【引用・参考文献】

厚生労働省「乳児用調製粉乳の安全な調乳、取扱い及び保存に関するガイドライン」〈https://www.mhlw.go.jp/topics/bukyoku/iyaku/syoku-anzen/qa/070604-1.html〉（2024.1最終アクセス）

五十嵐隆監修『授乳・離乳の支援ガイド2019年度版　実践の手引き』母子衛生研究会、2020年

栢下淳、上西一弘編『栄養科学イラストレイテッド応用栄養学改定第2版』羊土社、2023年

（宅間真佐代）

第8章 子どもの発育・発達と食生活 離乳の意義と食生活

第1節 離乳の意義

1 離乳の定義

　離乳とは、成長に伴い、母乳又は育児用ミルク等の乳汁だけでは不足するエネルギーや栄養素を補完するために、乳汁から幼児食に移行する過程をいい、その時に与えられる食事を離乳食という。

2 離乳食の必要性と役割

(1) エネルギー及び栄養素の補完

　乳児は、生後5〜6カ月頃になると母乳又は育児用ミルク等の乳汁だけではエネルギーや栄養素を補うことができなくなることから食事から栄養を補完することが必要になる。

(2) 消化機能の発達

　糖質、たんぱく質、脂質の消化に関与する酵素の活性は徐々に高まり乳汁以外の食べものを取り入れる準備が整ってくる。生後5〜6カ月頃に離乳食を開始することで酵素の活性はさらに促進される。

(3) 食べる機能の発達

　食べる機能の発達は、嚥下機能、捕食機能、押しつぶし機能、すりつぶし機能、自食機能、手づかみ食べ機能、食器（食具）食べ機能へと段階を踏んでステップアップする。生後5〜6カ月頃から離乳食を開始するが、歯の萌芽、口唇、口角、舌及び顎の動きを確認し、適切な食形態を

提供できるようにする。

⑷ 望ましい食習慣の形成

食欲を促し、規則的な食事で生活リズムを整え、食べる楽しさを体験させ、生涯を通じた生活習慣の形成や生活習慣病予防の観点を踏まえた食習慣の基礎を培う。

⑸ 食育の観点

家族や保育者、仲間と一緒に食べることで、食べる楽しさ、マナー、食への関心、人への信頼、愛情など人とのかかわりを育む。また、健康な生活を営む基本となる食べる力、食を営む力を培う。

第2節　離乳の進め方

1 離乳の開始と完了

⑴ 離乳の開始

離乳の開始とは、なめらかにすりつぶした状態の食物を初めて与えた時をいう。その時期は、生後5～6カ月頃が適当である。ただし、子どもの発育及び発達には個人差があるので、月齢はあくまでも目安であり、子どもの様子をよく観察し開始する。開始目安は次のとおりである。

○首の座りがしっかりして寝返りができる。

○5秒以上座れる。

○スプーンなどを口に入れても舌で押し出すことが少なくなる。

○食べ物に興味を示す。

離乳の留意点として、開始前には果汁やイオン飲料を飲ませない。また、蜂蜜は、乳児ボツリヌス症を引き起こすリスクがあるため、1歳を過ぎるまでは食べさせない。その他、牛乳は鉄欠乏性貧血の予防の観点から、飲料として与えることができるが、1歳を過ぎてからが望ましい。

(2) 離乳の完了

離乳の完了とは、形のある食物をかみつぶすことができるようになり、エネルギーや栄養素の大部分が母乳又は育児用ミルク以外の食物から摂取できるようになった状態をいう。その時期は、生後12カ月から18カ月頃である。食事は1日3回、その他に1日1〜2回の補食（間食）を必要に応じて食べさせる。母乳又は育児用ミルクは、子どもの離乳の進行及び完了の状況に応じて飲ませる。なお、離乳の完了は、母乳又は育児用ミルクを飲んでいない状態を意味するものではない。

2 離乳の進行

子どもの発育・発達の状況に応じて食品の量や種類及び形態を調整する。食事の量の評価は、乳幼児身体発育曲線のグラフに身長と体重をプロットして、グラフに沿っているかを確認して評価する。

(1) 離乳初期（生後5〜6カ月頃）

①食事の回数と調理形態、食べ方の目安

離乳食を飲み込むこと、舌ざわりや味に慣れることを目的に1日1回、調理形態はなめらかにすりつぶした状態の食事とする。母乳又は育児用ミルクは、授乳のリズムにあわせて子どもの欲するまま飲ませる。食べ方は、口唇を閉じて、捕食や嚥下ができるようになり、口に入ったものを舌で前から後ろへ送り込むことができることを目安とする。

②食品の種類と組み合わせ

離乳の開始は、おかゆ（米）から始める。新しい食品を始める時には離乳食用のスプーンで1さじずつ与え、子どもの様子をみながら量を増やしていく。慣れてきたらじゃがいもや人参等の野菜、果物、さらに豆腐や白身魚、固ゆでした卵黄など、食品の種類を増やしていく。

③1回当たりの目安量

乳汁以外の味や舌ざわりや食感に慣れ、上手に飲みこめるようになることを目的としているので目安量は示されていない。

(2)　離乳中期（生後7〜8カ月頃）

①食事の回数と調理形態・食べ方の目安

　離乳食は、1日2回とし、食事のリズムをつけていく。調理形態は、舌でつぶせる固さの食事とする。母乳又は育児用ミルクは離乳食の後に飲ませ、この他、母乳は欲するまま飲ませ、育児用ミルクは1日に3回程度、授乳のリズムに沿って飲ませる。食べ方は、舌、顎の動きは前後から上下運動へ移行し、それに伴って口唇は左右対称に引かれるようになることを目安とする。食べさせ方は、平らな離乳食用のスプーンを下唇にのせ、上唇が閉じるのを待つ。

②食品の種類と組み合わせ

　米は、つぶしがゆから7倍がゆ、全がゆへ、麺類は、5mm程度の長さに刻み塩分を除き使用する。野菜はやわらかくゆでる、煮る、炒める、蒸すなどして刻み又は粗つぶしにして食べさせる。離乳食は、飲み込みやすいようにとろみをつけるとよい。魚は、白身魚から赤身魚へ、卵は、卵黄から全卵へと進めていく。肉類は、ささみから始めていく。乳製品は、ヨーグルト、塩分や脂肪の少ないチーズを用いてよい。

　離乳食に慣れ1日2回食に進む頃には、穀類（主食）、野菜（副菜）・果物、たんぱく質性食品（主菜）を組み合わせた献立とし、栄養バランスのとれた食習慣の基礎を培うことが大事である。

③1回当たりの目安量

　主食（穀類：全がゆ50〜80ｇ）、副菜（野菜・果物20〜30ｇ）、主菜（魚10〜15ｇ、肉10〜15ｇ、豆腐30〜40ｇ、卵黄〜全卵1/2個、乳製品50〜70ｇ）

(3)　離乳後期（生後9〜11カ月頃）

①食事の回数と調理形態、食べ方の目安

　離乳食は、1日3回、食欲に応じて、離乳食の量を増やしていく。調理形態は、歯ぐきでつぶせる固さの食事とする。授乳は離乳食後に行う。母乳は子どもの欲するままに、育児用ミルクは1日2回程度、授乳のリズムにあわせて飲ませる。食べ方は、歯や歯ぐきでつぶすことができるよ

うになることを目安する。口唇は左右非対称の動きとなり、嚙んでいる方向によっていく動きがみられる。食べさせ方は、丸みのある離乳食用のスプーンを下唇にのせ、上唇が閉じるのを待つ。

②食品の種類と組み合わせ

米は、全がゆから徐々に軟飯へ、麵類は、1～2cm程度の長さに刻み塩分を除き使用する。パンは、小さくちぎってそのまま食べさせることができる。食物繊維の多い野菜、根菜類以外は、やわらかく煮るとほとんど使用できる。果物は、食物繊維が多い果物以外は食べさせることができる。魚は、赤身魚から青身魚へ、卵は、全卵が使用できたらマヨネーズも使用できる。肉類は、豚肉や牛肉の脂肪の少ない部位やレバーなどが使用できる。牛乳・乳製品は、ビタミンDや鉄を多く含むフォローアップミルクを離乳食の食材として使用することもできる。食べにくい食品や料理などは、とろみをつけるなどの配慮が必要である。

調味は基本不要であるが、調味する場合は本来の味を生かすよう、だし汁や少量の塩、醬油、酢、砂糖などを用いる。

楽しく共食ができるようにし、離乳食も家族の食事から調味する前の料理、薄味の料理を適宜取り分けることで、離乳食の献立が多様となる。また、家族の食生活も整い、健康の維持・増進につながる。

フォローアップミルクは、母乳代替食品ではなく、離乳が順調に進んでいる場合は、摂取する必要はない。離乳が順調に進まず、鉄欠乏のリスクが高い場合や適当な体重増加が見られない場合には、医師に相談したうえで、必要に応じてフォローアップミルクを使用する。

③1回当たりの目安量

主食（穀類：全がゆ90～軟飯80 g）、副菜（野菜・果物30～40 g）、主菜（魚15 g、肉15 g、豆腐45 g、全卵1/2個、乳製品80 g）

(4) 離乳完了期（生後12～18カ月頃）

①食事の回数と調理形態、食べ方の目安

離乳食は、1日3回、その他に補食（間食）を1日1～2回とする。食事

リズムをとおして生活リズムを整えていく。調理形態は、歯ぐきで噛める固さの食事とする。離乳完了期の食事は、成人と同じではないので食品の大きさ、固さには配慮が必要である。母乳又は育児用ミルクは、子どもの離乳の進行及び完了の状況に応じて飲ませる。

食べ方は、舌が自由自在に動くようになり、歯や歯ぐきで噛む、つぶすことなど、自分で食べる動き（自食）が活発になる。

手づかみ食べは、手と目と口の協調運動で、歯で噛み取る練習、一口量の把握、食具の使用の準備など摂食機能の発達上、重要な段階である。また、自分で食べたいという意思表示でもある手づかみ食べにより、食べる楽しさを体験させることが大切である。手づかみ食べが上手になったら、スプーンやフォークなどの食具を用意し、自食ができるよう、また、正しく使えるよう促していく。

手づかみ食べ支援のポイントは、手づかみできる食事内容にすること（例：おにぎりなど）、汚れてもいい環境にすること（例：テーブルの下にシートを敷くなど）、食べる意欲を尊重すること（例：子どもの食べるペース、お腹がすくリズムなど）である。手づかみ食べが上手にできたらほめて、食べる意欲や楽しさを育むことが大切である。

②**食品の種類と組み合わせ**

米は、軟飯からご飯へ、麺類は、2〜5cm程度の長さに切り塩分を除き使用する。パンは、小さく切ってトーストして食べさせる。野菜、根菜類、果物は、1cm程度に切って使用する。魚・肉類は、ほとんどの食材を使用できる。牛乳は、飲み物として飲むことができる。塩分や油分の多い食材や加工品は、ゆでるなどして塩分・油分を減らす工夫をして食べさせる。

③**1回当たりの目安量**

主食（穀類：軟飯90〜ごはん80ｇ）、副菜（野菜・果物40〜50ｇ）、主菜（魚15〜20ｇ、肉15〜20ｇ、豆腐50〜55ｇ、全卵1/2〜2/3個、乳製品100ｇ）

第3節 ベビーフード

1 ベビーフードとは

日本ベビーフード協議会では、「ベビーフードとは、乳児および幼児の発育に伴い、栄養補給を行うとともに、徐々に一般食品に適応させることを目的とした食品をいう」としている。

2 ベビーフードの活用

日本ベビーフード協議会では、製品規格や品質基準、表示方法などについて自主規格を設けている。食品添加物は最小限とし、衛生管理、残留農薬など関連法規を遵守した製品としている。表示は、対象発育時期、対象月齢、離乳の進行に応じた利用方法、商品名の表示基準及びアレルギー情報について記載されている。

(1) **種類**
　・ウエットタイプ：レトルト食品、ビン詰め食品
　・ドライタイプ：粉末状、顆粒、フレーク状、固形状

(2) **味付け**
　・12カ月までの商品：200mg ／ 100g以下（塩分約0.5％以下）
　・12カ月以降の商品：300mg ／ 100g以下（塩分約0.7％以下）

(3) **調理形態**
　調理形態は、「授乳・離乳の支援ガイド2019年」にあわせて、離乳初期はなめらかにすりつぶした状態、離乳中期は舌でつぶせる固さ、離乳後期は歯ぐきでつぶせる固さ、離乳完了期は歯ぐきでかめる固さとしている。

(4) **ベビーフードの利点**
　○手作りの離乳食と併用すると、食品数、調理形態も豊かになる。
　○月齢に合わせて粘度、固さ、粒の大きさなどが調整されているので、

離乳食を手作りする場合の見本になる。

　○離乳食の組み合わせの参考になる。

(5)　ベビーフードを利用するときの留意点

　○子どもの月齢や固さの合ったものを選び、与える前には一口食べて確認し、味や固さを確認するとともに、温度を確かめる。

　○食材の大きさ、固さ、とろみ、味付け等、離乳食を手づくりする際の参考にする。

　○食事の一品にする、調味料・だし汁に使用、メニューのアレンジに活用、栄養補給など用途に合わせて上手に選択して使用する。

　○バランスのとれた食事を心がける。離乳が進み、2回食になる頃には、主食、主菜、副菜が揃う食事となるように心がけ、料理や原材料が偏らないようにする。

　○瓶詰やレトルト製品は、開封後すぐに食べさせる。衛生面を考え、食べ残しや作りおきは与えない。

【引用・参考文献】

厚生労働省「授乳・離乳の支援ガイド2019年改訂版」

〈https://www.mhlw.go.jp/content/11908000/000496257.pdf〉（2024.1最終アクセス）

五十嵐隆監修『授乳・離乳の支援ガイド（2019年改訂版）実践の手引き』母子衛生研究会、2020年

（宅間真佐代）

第9章 生涯発達と食生活 妊娠期の特徴と食生活

第1節 妊娠期の母体の変化

1 妊娠

　日本産科婦人学会によると、妊娠とは「受精卵の着床に始まり、胎芽又は胎児および付属物（卵膜、羊水、臍帯、胎盤）の排出をもって終了するまでの状態」と定義している。妊娠の成立は、卵巣から排卵された卵子が卵管内で精子と出会って受精し、3〜5日かけて子宮腔内へと運ばれ、6〜7日目に胞胚となった受精卵が着床した時点をいう。最終月経初日から妊娠を数えるので、月経周期14日目に排卵・受精したとすると、着床を開始した時点ですでに妊娠満2週5〜6日目となる。分娩予定日は最終月経の初日を0週0日として数え、満280日、40週0日目として計算する。

2 母体の変化と胎児の発育

(1) 妊娠中の胎盤・胎児の発育と栄養

　母体の変化と胎児の発育を**図表9-1**に示した。胎盤では、母体血液と胎児血液が混ざることなく、臍の緒を通じて胎児の成長に必要な物質交換が行われる。母体側の酸素や栄養素（グルコース、アミノ酸、脂肪酸、ビタミン、ミネラルなど）、水は胎児へ移動し、胎児が代謝してできた老廃物や二酸化炭素は母体へ移動する。また、胎盤では妊娠維持や乳房の発育に必要なホルモンであるヒト絨毛性ゴナドトロピン、エストロゲン、プロゲステロンなどを合成・分泌している。

図表9-1　母体の変化と胎児の発育

月	週	赤ちゃんの発育	母体の変化	食生活
1	1 2 3	・**身長約1cm、体重約1g** ・まだ胎芽と呼ばれ、えらと尻尾のある魚状態	・排卵・受精・着床。 ・妊娠したことに気づかないことが多い ・人によってはつわりがはじまる	
初期　2	4 5 6 7	・頭と胴、手足や目と耳などができる ・まだ二頭身で各器官の分化も始まる ・超音波検査で心臓の拍動が確認できる ・脳や神経細胞の大半が作られる ・**身長約2.5cm、体重約4g**	・基礎体温の高温が続く ・**つわりの症状が出る** ・**食欲不振、食物の好みが変わることがある** ・このころまでが最も流産しやすい	【つわりのとき】 ①好きなものを少量ずつ何回にも分けて食べる ②空腹にならないように ③香辛料などを利用したり、冷たくしたりして料理の工夫を
3	8 9 10 11	・胎芽から胎児へ（三頭身へ） ・耳の内耳は大人と同じになり、皮膚感覚もできてくる ・**身長約9cm、体重約15g**	・つわりもピーク！ ・頻尿、便秘、腰痛など様々な症状が現れる	
4	12 13 14 15	・胎盤が完成し、血液が体内を流れ始める ・胎児の性別判定が可能 ・胎児の耳がきこえるようになる ・**身長約18cm、体重約120g**	・**つわりもおさまり食欲がでてくる** ・**血液量が増える** ・基礎体温も徐々に下がり、身体も楽になる ・乳房が発達する ・**15週頃に胎盤の基本構造が完成**	①栄養バランスを考えた献立にして、3食とる習慣をつける ②特にたんぱく質、カルシウム、鉄、ビタミンの摂取を心掛ける ③間食は適度に ④さまざまな食品を摂取する、偏りのないようにする
中期　5	16 17 18 19	・髪や爪が生え、産毛は全身に生えてくる ・神経、骨、筋肉が発達 ・手足を自由に動かす ・運動も活発になり、心音が聞ける ・羊水を飲み尿もする ・**身長約25cm、体重約300g**	・胎動を感じることもある ・体重も急激に増え始め、下腹がやや目立つようになる	
6	20 21 23	・脳のひだが増え、脳細胞ができあがる時期でもある ・指を吸って、母乳を吸う練習も ・羊水も増え、羊水の中で動き回る ・まだ位置は固定しない ・**身長約30cm、体重約650g**	・体重はさらに増え、下腹部が目立つようになる ・ほとんどの人が胎動を感じるようになる ・乳房がますます発達する	【体重の過剰増加や貧血の予防】 ①菓子類は減らし、間食には牛乳や果物を摂る ②エネルギーを控え、良質のたんぱく質を十分にとるようにする
7	24 25 26 27	・目を開けて光を感じることもある ・内耳の発達も完成し、音が聞こえる ・脳が発達し、体の動きをコントロールするようになる ・**身長約35cm、体重約1,000g**	・子宮底がおへその上まで上がってくる ・**立ちくらみや腰痛、足のむくみ、静脈瘤などがあらわれる** ・**妊娠高血圧症候群が出やすくなる** ・貧血になりやすい	
8	28 29 30 31	・皮膚感覚の神経が完成。 ・温度の変化、衝撃が分かる ・聴覚が発達し、外の音に敏感になる ・頭を下にした頭位で安定する ・呼吸様運動もし、将来に向けて練習をしている ・**身長約40cm、体重約1,500g**	・妊娠線が出る ・**大きくなった子宮に圧迫されて、胃や心臓が圧迫され、胃がつかえた感じや動悸がする** ・乳首、外陰部が黒ずんでくる	【食事が一度に摂れないとき】 回数を増やして、少量ずつ摂るようにする 【妊娠高血圧症候群の予防】 ①脂肪少なめの魚肉を十分に摂る ②野菜、果物は多く摂る ③味は薄味で
後期　9	32 33 34 35	・男女の性器も発達し、精巣が陰嚢内に下降してくる ・脳波を出し脳皮質が機能する ・産毛も少なくなり皮下脂肪が付いて赤ちゃんらしい丸みをおびた姿に ・**身長約45cm、体重約2,000g**	・子宮底がみぞおちまで上がり、胃が圧迫される ・おなかが張ることも多くなり、尿の回数も増える ・おりものも増えてくる	①1回の食事量が減少するので4〜5回に分けて少しずつとるようにする ②野菜、イモ類などをとり、便秘を予防する ③ビタミンKの多いほうれん草、キャベツ、納豆、レバーなどの摂取を心がける
10	36 37 38 39	・外形上の発育は完了する ・胎盤を通して免疫体を得る ・目はまだ虹彩がないので、光は眩しくて苦手 ・母親の声で母を認識するのだそう ・四頭身となり、頭を下にして外へ出る順次をするので、お産近くになるとあまり動かなくなる ・**身長約50cm、体重約3,000g**	・妊娠前より約10kg増えている ・子宮が下がってくる ・胎児が下降するので、胃や心臓の圧迫はおさまり、食欲が出てくるが、逆に膀胱が圧迫され、頻尿になる ・おしるしから2〜3日後、（ない場合もある）規則的な陣痛が10分おきになったら、お産の開始！	
過期	40 41 42 43		予定日を2週間以上過ぎる（過期産）と、胎盤機能が低下し、そのまま放置すると胎児の状態が悪くなることもある。	

出典：[ハヴィガースト、1995]を基に筆者作成

⑵ 妊娠に伴う母体の生理的変化

①体重

　体重は胎児の発育と胎盤や羊水の増加、乳房の増大分、母体側の血液や貯蔵脂肪、組織液の増加により増える。しかし、必要以上の体重増加があると、妊娠高血圧症候群や合併症など発症しやすくなるため、体格に合わせた体重管理を行うことが大切である。妊娠中の望ましい体重増加量は、妊娠前の体格（BMI）により4区分されている（図表9-2）。

図表9-2　母体の変化と胎児の発育

妊娠前の体格＊＊	BMI	体重増加量指導の目安＊
低体重	18.5未満	12〜15kg
普通体重	18.5以上25.0未満	10〜13kg
肥満（1度）	25.0以上30未満	7〜10kg
肥満（2度以上）	30以上	個別対応（上限5kgまでが目安）

＊「増加量を厳格に指導する根拠は必ずしも十分ではないと認識し、個人差を考慮したゆるやかな指導を心がける」産婦人科診療ガイドライン編2020CQ010より
＊＊体格分類は日本肥満学会の肥満度分類に準じた

出典：[産婦人科診療ガイドライン編 2020 CQ 010]を基に筆者作成

②泌尿器系

　肥大した子宮や胎児の圧迫により、頻繁に尿意を感じるようになる。

③血液

　妊娠中は、月経が止まるので鉄の損失量は少ないが、妊娠後期に入ると母体の循環血液量増加と胎児の発育により、鉄の要求量が高まる。このとき、赤血球量の増加に対して血漿の増加が著しく上回るため、血液が希釈された状態となりヘモグロビン値が低下する（生理的貧血）ので、疲労を感じやすくなり、息切れやめまいを起こすこともある。

④乳腺

　妊娠中に乳腺は約2倍の大きさになり、構造も完成する。また、胎盤などから分泌されるホルモンにより乳房に脂肪が沈着し乳房が増大する。

第2節 妊娠期の食生活と栄養

1 妊娠期の食生活

　妊娠期の食生活は、母体の健康と胎児の発育、さらに分娩、出産後の経過にとって重要な役割を果たしており、妊娠前からの健康なからだづくりや適切な食習慣の形成が重要である。妊娠前からの健康づくりや妊産婦に必要とされる食事内容とともに、妊産婦の生活全般、からだや心の健康にも配慮した10の項目が「妊娠前からはじめる妊産婦のための食生活指針」（令和3年3月改定）で示されている。このなかで、この時期に望ましい食生活が実践できるよう、何をどれだけ食べたらよいかをわかりやすくイラストで示した「妊産婦のための食事バランスガイド」や「妊娠中の体重増加指導の目安」（令和3年3月日本産科婦人科学会）が示されている。

2 妊娠期の栄養の重要性

　妊娠期の栄養（胎児期の栄養状態）は出生後も影響し、将来の生活習慣病発症との関連性も報告されている。妊娠期間、胎児の発育に必要な栄養素のすべては、妊娠期の母体から胎盤を通して補給され、この時期の適切な栄養摂取が母体と胎児の両方に影響があるため特に重要である。

3 妊娠期の食事摂取基

　「日本人の食事摂取基準（2020年版）」において妊婦が必要な栄養素の付加量は、非妊娠時の年齢階級別における食事摂取基準を基本に、そこへ胎児発育と妊娠の経過に伴う必要なエネルギーおよび栄養素を考慮して策定されている。

4 妊娠期に特に注意すべき栄養素や食品

(1) ビタミンAの過剰摂取

　ビタミンAは上皮細胞、器官の成長や分化に関与するため、妊婦にとって重要なビタミンであるが、過剰摂取により先天奇形が増加することが報告されている。妊娠3カ月以内または妊娠を望む女性に対して、レバーや栄養機能食品、サプリメントなどのビタミンA含有量の多い食品を摂りすぎないよう注意が必要である。

(2) 葉酸の摂取不足

　葉酸は、造血や細胞分化に関与するビタミンであるが、妊娠の1カ月以上前から妊娠3カ月までの間に葉酸の摂取量が不足すると、神経管閉鎖障害の発症リスクが上昇すると報告されている。そのため、妊娠を計画している女性または妊娠の可能性がある女性は、まず食事で葉酸を十分に摂取し、不足する場合は栄養機能食品で補うことが勧められている。

(3) アルコール・カフェイン・薬・喫煙

　妊娠中のアルコール摂取は、胎児性アルコール症候群や発達障害をもたらす場合があるので、妊娠を望むときから、禁酒が原則である。また、コーヒーやお茶に含まれるカフェインの多量摂取が低出生体重児や流産・早産のリスクを高めるとの報告もあるので、カフェインを多く含む飲料の多飲は控える。胎児の発育が盛んになっている妊娠初期の服薬は胎児死亡や奇形など、深刻な影響を与える。薬の種類や服薬時期により胎児への影響は異なるので、服用については医師の指示に従う。喫煙は、低出生体重児リスクと乳児突然死症候群（SIDS）＊のリスクを高める。受動喫煙による影響もあるので、妊婦だけでなく周囲も禁煙が原則である。

＊乳幼児突然死症候群（SIDS）とは、それまでの健康状態および既往歴からその死亡が予測できず、しかも死亡状況調査および解剖検査によってもその原因が同定されない、原則として1歳未満の児に突然の死をもたらした症候群のことを言う。SIDSは主に睡眠中に発症し、日本での発症頻度はおおよそ出生6,000～7,000人に1人と推定され、生後2ヵ月から6ヵ月に多く、稀に1歳以上で発症することがある。
〈出典：乳幼児突然死症候群（SIDS）診断ガイドライン〔第2版〕厚生労働省SIDS研究班2012年〉

妊娠前からはじめる
妊産婦のための食生活指針

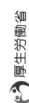

～妊娠前から、健康なからだづくりを～

お母さんの健康と赤ちゃんの健やかな発育には、妊娠前からのからだづくりが大切です。
依然として若い世代の「やせ」が多いことなどの課題を受けて、10項目の指針が示されました。
ぜひ妊娠前からしっかりと食事をとることを意識しましょう。

- 妊娠前から、バランスのよい食事をしっかりとりましょう
- 「主食」を中心に、エネルギーをしっかりと
- 不足しがちなビタミン・ミネラルを、「副菜」でたっぷりと
- 「主菜」を組み合わせてたんぱく質を十分に
- 乳製品、緑黄色野菜、豆類、小魚などでカルシウムを十分に
- 妊娠中の体重増加は、お母さんと赤ちゃんにとって望ましい量に
- 母乳育児も、バランスのよい食生活のなかで
- 無理なくからだを動かしましょう
- たばことお酒の害から赤ちゃんを守りましょう
- お母さんと赤ちゃんのからだと心のゆとりは、周囲のあたたかいサポートから

妊娠中・授乳中に気をつけたい食品についての内容は裏面でチェック！

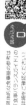

厚生労働省
Ministry of Health, Labour and Welfare

妊産婦のための
食事バランスガイド

食事バランスガイドとは、1日に「何を」「どれだけ」食べたらよいかがわかる食事量の目安です。「主食」「主菜」「副菜」「牛乳・乳製品」「果物」の5つのグループの料理や食品を組み合わせてとるよう、コマに例えてそれぞれの適量をイラストでわかりやすく示しています。

バランスの悪い例　バランスの良い例

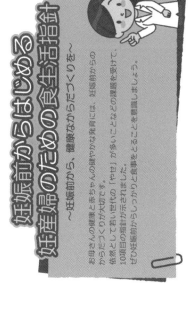

厚生労働省・農林水産省決定

このイラストの料理例を組み合わせるとおよそ2200kcal

	非妊娠時・妊娠初期	妊娠中期	1日分付加量 妊娠末期・授乳期
主食	5～7つ（SV）	―	+1
副菜	5～6つ（SV）	+1	+1
主菜	3～5つ（SV）	+1	+1
牛乳・乳製品	2つ（SV）	―	+1
果物	2つ（SV）	+1	+1

料理例

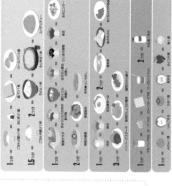

お母さんにとって
適切な食事の量と質を

妊娠中と授乳中は、お母さんと赤ちゃんの健やかな成長のために、妊娠前よりも多くの栄養素の摂取が必要となります。食事バランスガイドの目安量に加え、妊娠期・授乳期にプラスして摂取してほしい量（付加量）をもうけています。数日単位で食事を見直し、無理なく続けられるよう、食事を調整しましょう。

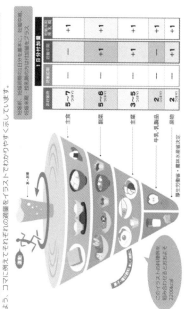

※SVとはサービング（食事の提供量の単位）の略

詳細は厚生労働省の「食事バランスガイド」の詳細等で確認してください。

5　妊娠期における主なトラブルと食生活の留意点

　妊娠前に低体重で、妊娠期の体重増加が9kg未満の場合は、低栄養状態になり、低出生体重児の出産リスクが高くなる。よって、少量でもエネルギーや栄養素を比較的多く摂取できる食材や調理法（炒める、揚げるなど）を選択する。また、妊娠前に肥満で妊娠期の体重増加が過剰な場合、妊娠糖尿病や妊娠高血圧症候群の発症や巨大児、帝王切開分娩のリスクが高くなる。妊娠前から各ライフステージに沿う適切な栄養摂取をして、喫煙、飲酒について見直しておくと20〜49歳代の成人期を健康に過ごすことができる。女性は次の世代を生み育てるための重要な時期なので、この時期に心身ともに健康であることが大切である。

　妊娠初期には、つわりがみられることが多く、悪心、嘔吐、食欲不振、嗜好の変化などの症状が現れる。食べられないことに神経質になりすぎず、食べられるものを少量ずつ、頻回に食事を摂り、水分補給も心がけるようにする。また、調理過程で発生するにおいや、特定のもののにおいにより悪心を感じる場合、冷たくして食べるなどの食べ方を工夫をする。つわりの始まる時期や程度、おさまる時期の個人差は大きいが、ほとんどの場合妊娠週数が経過するにつれて症状は軽くなる。しかし、一部重症化し、脱水症状や栄養障害、代謝障害などを起こす妊娠悪阻になる場合がある。

　妊娠中に起こる貧血は改善しないと、胎児の発育や多量出血、産後の回復が遅れる場合がある。よって妊娠前から貧血にならないように予防し、鉄の含有量が高い食品（レバーやひじき）の摂取に努める。その他、造血に関係する栄養素としては、鉄の吸収を促進する動物性たんぱく質やビタミンCのほか、葉酸やビタミンB_{12}や銅などがある。また、妊娠週数が経過するにしたがい、子宮や胃が大きくなり、腸を圧迫したり妊娠中に増加するホルモンの影響で腸の働きが鈍くなり、便秘になりやすい。根菜類や豆、イモ、海藻、きのこなどの食物繊維を多く含む食材の

摂取や適度な水分補給をすることが必要である。

　妊娠後期は、高血圧、たんぱく尿を伴う妊娠高血圧症候群や血糖値の上昇を伴う妊娠糖尿病になりやすい。妊娠高血圧症候群は子宮内胎児発育不全や胎児死亡の原因になるので、肥満を避け、油や塩分、糖分の多いもの、外食などは控え、良質のたんぱく質を摂り、適度な運動を行いストレスも避けることが必要である。妊娠糖尿病では胎児奇形や巨大児分娩のリスクが高くなるので、食事療法や運動療法、インスリン治療などを行う。よって血圧や血糖値の適正な管理が必要である。

　一方、妊娠前から糖尿病である女性が妊娠した場合の糖尿病合併妊娠は妊娠後さらに糖尿病の状態、とくにその合併症が悪化する可能性があり、胎児にも影響する。よって、糖尿病の女性が妊娠を希望する場合は、妊娠前から血糖管理をして、主治医と相談の上、計画妊娠することが勧められる。

【引用・参考文献】

妊娠前からはじめる 妊産婦のための食生活指針〈https://www.nibiohn.go.jp/eiken/ninsanpu/〉(2024.1最終アクセス)

厚生労働省「日本人の食事摂取基準（20020年版）策定検討会」報告書〈https://www.mhlw.go.jp/stf/newpage_08517.html〉(2024.1最終アクセス)

e-ヘルスネット情報提供（厚生労働省）〈https://www.e-healthnet.mhlw.go.jp/information/〉(2024.1最終アクセス)

厚生労働省「食品に含まれるカフェインの過剰摂取についてQ＆A 〜カフェインの過剰摂取に注意しましょう〜」
〈http://www.mhlw.go.jp/stf/seisakunitsuite/bunya/0000170477.html〉(2024.1最終アクセス)

（小澤祐加）

第1節 幼児期における心身の発達と食生活

1 幼児期の心身の成長と発達

(1) 身体の成長

　乳児期に比べ発育速度は緩やかになるが、5歳で体重は出生時の約6倍、身長は約2倍になる。この時期の身体発育の評価は、カウプ指数（図表10-1）や成長曲線（乳幼児身体発育曲線）（図表10-2）を用いて行う。

図表10-1 「カウプ指数」に基づく発育状態の判断基準

カウプ指数　月齢	13	14	15	16	17	18	19	20	21
乳児（3か月〜）		やせすぎ		やせぎみ		普通		太りぎみ		太りすぎ
満1歳									
1歳6か月									
満2歳									
満3歳									
満4歳									
満5歳									

カウプ指数＝体重（g）÷身長（cm)^2×10
＊カウプ指数とは生後3カ月から5歳までの乳幼児の発育程度を評価する指標

出典：筆者作成

(2) 運動機能の発達

　ひとり座りから始まり、ひとり歩き、走る、跳ぶなど次第に活発な行動が可能になり運動量が増える。神経機能の発達が著しい時期なので、タイミングよく動いたり、力の加減をコントロールしたりするなどの運動を調整する能力が顕著に向上する。

図表10-2　乳児の成長の目安

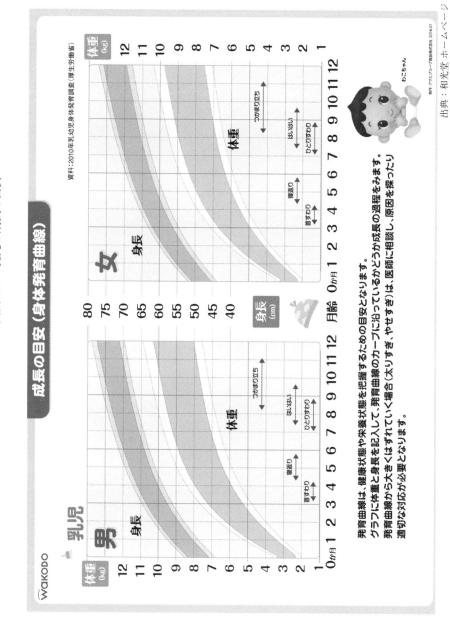

発育曲線は、健康状態や栄養状態を把握するための目安となります。
グラフに体重と身長を記入して、発育曲線のカーブに沿っているかどうか成長の過程をみます。
発育曲線から大きくはずれていく場合（太りすぎ、やせすぎ）は、医師に相談し、原因を探ったり
適切な対応が必要となります。

出典：和光堂ホームページ

(3) 食べる機能の発達

1歳半頃、奥歯が生え始め、噛むことを覚えていくが、口の容量も小さく、あごの発達も未熟である。3歳頃までに残りの奥歯が上下10本生え揃い、子どもの歯並びが完成し、本格的な咀嚼がスタートする。しかし、個人差も大きく咀嚼力はまだ不十分なため、成長に応じた調理形態の工夫が必要である。

(4) 食行動の発達

1歳すぎになると、「自分でやりたい」欲求がでてきて、手づかみ食べをする時期である。その後、だんだんと目と手と口の協調ができるようになり、食器・食具を使った食べる動きを覚え、スプーン食べに移行する時期となる。2歳頃までに、1人で食べられることを目標にするとよい。3歳頃は、手指、手首、腕の機能の発達に伴いほとんどがスプーンを使い、箸やフォークも使えるようになる。手のひら握りから指握り、鉛筆もち、箸の順に持てるようになっていく。5歳頃は、箸の使い方がうまくなるので、この頃に正しい箸の持ち方を完成させておくとよい。

(5) 精神発達

この時期、言語、知能、情緒、社会性などの精神活動が発達する。1歳前後は自我の芽生えにより、なんでも自分で食べたがるようになり偏食も徐々にはじまる。2歳になると指先の動きも急速に発達するので、真似するようになるが、うまくいかず癇癪を起こすなど、自己主張をする第一反抗期（2～3歳）となる。3歳くらいになると社会性が芽生え、友達と一緒に食べることを楽しめるようになり、さらに知能、情緒が発達して、我慢することができるようになるので、しつけをするのもこの時期からが適している。4歳になると、嫌いなものも食べてみようとする。5歳になると社会性も発達し、食事をしながらコミュニケーションをとり、楽しむことができるようになる。

2 幼児期の生活習慣と栄養

⑴ 食生活の状況と問題点

　2015（平成27）年度乳幼児栄養調査によると、朝食欠食がみられる子どもは、就寝時刻が遅く、母親が朝食をほとんど食べていないなど、保護者の生活に影響され、生活リズムが乱れている場合が多い。また、朝食は食べていても菓子パンやお菓子で済ませている子もいる。基本的な生活習慣ができる時期なので、十分な睡眠や食をはじめとする生活リズムの基礎を作ることが大切である。ここ数年、保育所や幼稚園では、嚙む力が弱っていて、飲み込みや苦手な子や口にたくさん詰め込みすぎる子が多くなってきている。共働き家庭が多く、食べ方や食べる時のマナーをしっかり伝える機会や、箸の使い方を練習する機会が少ない。従来は家で身につける基本的な習慣が、外（保育所・幼稚園）へ求められることが多くなってきた。このような時代だからこそ、保育者として人としての基盤ができる幼児期にどのような支援ができるか考えたい。

⑵ 幼児期の栄養

　1～5歳は身体発育が盛んで、運動機能も発達し運動量が増すので、多くのエネルギーや栄養素が必要である。「日本人の食事摂取基準（2020年版）」では、幼児期の体重1kgあたりのエネルギー、タンパク質、鉄、カルシウムなどは成人に比べて2～3倍の量が設定されている。

　子どもの1日の食事量の目安について、食事バランスガイドを活用する場合、家族（成人）の食事量から1日の食事量の目安を考える。成人の食事バランスガイドと比較すると、子ども（1歳）は主食、副菜、主菜はそれぞれ1/2弱程度、果物は1/2程度の割合が1日の目安の量になると考えられている。

⑶ お弁当の工夫

①栄養面の工夫

お弁当は、1日の食事摂取基準の約1/3が摂取できることが望ましい。

弁当箱の容量（ml）とその弁当に入る料理のエネルギー量（ml）はほぼ同じなので、1〜2歳児では350ml、3〜5歳児では400〜450mlの弁当箱で用意するのが望ましい（大人は600〜800mlなので、子どもは約半分になる）。それぞれ用意した弁当箱に入る主食：主菜：副菜＝3：1：2の割合で入れていくと必要な栄養素がバランスよく摂取できる。さらに、おかずは調理法が同じにならないようにするとよい。

②衛生面を考える

気温と湿度が高くなる5〜10月は食中毒が多くなるので、生の食材をお弁当に入れることは避け、加熱した料理を入れるようにする。弁当を作る際、中身が温かい状態で蓋を閉めず、冷めてから蓋をする。

3 間食

(1) 幼児の間食は食事の一環

幼児は多くの栄養素が必要な時期であるにも関わらず、消化器官の形態は小さく、機能発達も未熟であるため、一度に多くの食物を摂取することができない。3食だけでは1日に必要な栄養素を十分に補給することができないので、間食が必要になる。幼児にとって、間食は栄養補給の目的に加えて、心理的な楽しさやしつけ、食育のきっかけになる。水分補給を行うことも大切な意義となっている。間食の量は、一般的に1〜2歳児で1日に必要なエネルギーの15〜20％（100〜200kcal）、3〜5歳児で10〜15％（150〜280kcal）とされている。

(2) 間食の望ましい材料と内容

穀類・いも類・野菜・果物・牛乳・乳製品・卵などの食事で不足するものや、素材のもつ自然の風味を生かした手作りのものが望ましい。

(3) むし歯と間食

むし歯になる原因は、「食べ物が歯の表面に付着して口の中で酸が作られ、歯の表面のエナメル質が溶かされること」である。

砂糖を多く利用した間食（キャラメルやガム、チョコレートなど）やイ

オン飲料（pHが酸性のものが多い）は虫歯の原因になりやすいので、摂り方に注意をして、食後の口すすぎ、歯磨きをするように心がける。

第2節　幼児期の食生活の課題

1　食生活の問題点とその対応

　幼児期は精神発達が著しく自己主張や社会性が芽生える時期で、この時期特有の食生活の問題が現れる。子どもの様子や生活をよく観察すると解決策が見つかる。これらの問題は成長に伴い、落ち着いていくことがほとんどなので、長期的な視点て支援することが必要である。

(1)　遊び食べとその対応

　1歳を過ぎると手づかみ食べが始まり、食べ物を握る、落とす、投げるなど食べ物で遊んでいるように見えることもある。これは、自分で食べ物を確認して学習している行動で、食事に関心を持ち始めた証拠である。対応は次の通りである。

①1～2歳が食べることに集中できる時間は15分程度。食べるのに時間がかかる場合は30分程度様子を見て、食べないようであれば子どもに確認してから食事を切り上げる

②床が汚れてもいいように、ビニールシートを敷いたり、汚れても良い服を着る

③おもちゃ等、興味をひくものを視界に入らない場所に片付ける

④テーブルや椅子など子どもの体に合っているものを選ぶ

(2)　好き嫌い、偏食とその対応

　1～3歳の子どもにとって「好きと思う食べ物」＝「慣れているもの、気に入っているもの」、「嫌いと思う食べ物」＝「食べづらいもの、飽きているもの」という意思表示なので、大人の好き嫌いとは違い一時的な

ものであることが多い。よって調理法や調理形態、盛り付けに工夫をしたり、楽しく食事をする雰囲気づくりをすれば対策が可能である。対応は次の通りである。

①嫌いな食材を子どもの好きな形にする

②ほかの食材に混ぜて食べやすくする

③食材の切り方、形を工夫して食べやすくする

④子どもの食べやすい固さにする

（3） 小食とその対応

一時的に食べず、急に小食になる時期がある。子どもは大人以上に体調や気分の波があるので、食べむらがある。普段元気に過ごし、発育が順調であれば心配はない。量よりも楽しく食べることを考え、少量でも効率良く栄養素を摂れる工夫をする。対応は次の通りである。

①食事の時間には空腹になっているようにおやつの食べ方に注意する

②睡眠と運動する時間を決めて規則正しい生活を心がける

③少なめに盛り付けて完食できた達成感を覚えさせる

④子どもが好きな食器を使って食べたい意欲を高める

2 むし歯（う歯）について

日本の歯科保健の状況を把握し、今後の歯科保健医療対策を推進するための基礎資料を得ることを目的として「歯科疾患実態調査」が実施されている。1957（昭和32）年から6年毎に実施していたが、2016（平成28）年の調査から5年ごとの実施となった。2022（令和4）年歯科疾患実態調査結果の「う歯を持つ者の割合の年次推移」を次頁**図表10-3**に示した。14 歳以下の各年齢において過去の調査と比較すると、う歯を持つ者の割合は減少傾向を示していた。これは保育者などによる口腔管理がきちんとなされた結果である。

歯垢の中に生息するミュータンス連鎖球菌が砂糖を餌として酸を生成し、pH5.4以下になると歯の表面のエナメル質が溶け、むし歯になる。しかしな

図表10-3　う歯を持つ者の割合の年次推移（乳歯：1～14歳）

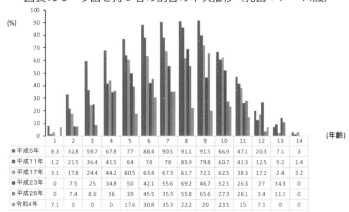

	1	2	3	4	5	6	7	8	9	10	11	12	13	14
■平成5年	8.3	32.8	59.7	67.8	77	88.4	90.5	91.1	91.5	66.9	47.1	20.3	7.1	3
■平成11年	1.2	21.5	36.4	41.5	64	78	78	85.9	79.8	60.7	41.3	12.5	9.2	1.4
■平成17年	3.1	17.8	24.4	44.2	60.5	63.4	67.3	61.7	72.1	62.5	38.3	17.1	2.4	3.2
■平成23年	0	7.5	25	34.8	50	42.1	55.6	69.2	66.7	51.2	26.3	27	14.3	0
■平成28年	0	7.4	8.6	36	39	45.5	35.3	55.8	65.6	27.3	28.1	3.4	11.1	0
■令和4年	7.1	0	0	0	17.6	30.8	35.3	22.2	20	23.5	15	7.1	0	0

出典：厚生労働省「令和4年歯科疾患実態調査」

がら唾液を出すことで修復される。よって間食は時間と量を決めて摂取する。

　糖質の頻回摂取は虫歯の原因となりやすいので、砂糖を多く利用した間食を控え、食後の口すすぎ、歯磨きをするよう心がける。特に糖分の中でも砂糖のう蝕誘発性が一番強く、市販菓子で高いものには、キャラメルやガム、チョコレートなどがある。また、口の中が酸性状態になることを防ぐことができれば虫歯予防となる。イオン飲料のpHは3.6～4.6くらいなので、頻繁に摂取することは避けたい。幼児期に虫歯予防の習慣がつくと生涯を通じて、健康な口中環境となる。

【引用・参考文献】

厚生労働省「乳幼児身体発育曲線の活用・実践ガイド」〈https://www.niph.go.jp/soshiki/07shougai/hatsuiku/index.files/jissen_2021_03.pdf〉（2024.1最終アクセス）

厚生労働省「乳幼児身体発育 評価マニュアル令和3年3月改訂」〈https://www.niph.go.jp/soshiki/07shougai/hatsuiku/index.files/katsuyou_2021_3R.pdf〉（2024.1最終アクセス）

厚生労働省「日本人の食事摂取基準（2020年版）」「日本人の食事摂取基準」策定検討会報告書〈https://www.mhlw.go.jp/stf/newpage_08517.html（2024.1最終アクセス）

（小澤祐加）

第11章 生涯発達と食生活 学童期・思春期の心身の発達と食生活

第 1 節　学童期・思春期の特徴

1　学童期の成長と発達

(1)　身体的成長

　学童期は、一般的に小学校1年から6年までの小学校在学期間をいう。学童期前半は、発育の増加量がほぼ一定であるが、後期になると第2次性徴期に入り、**図表11-1**のスキャモンの臓器別発育パターンに示されているように一般型の発育が著しい。同時に思春期を迎え、女子は、10歳頃から、男子は12歳頃から始まる。これを「思春期成長スパート」ともいい、男女の差がはっきり現れる。

図表11-1　スキャモンの臓器別発育パターン

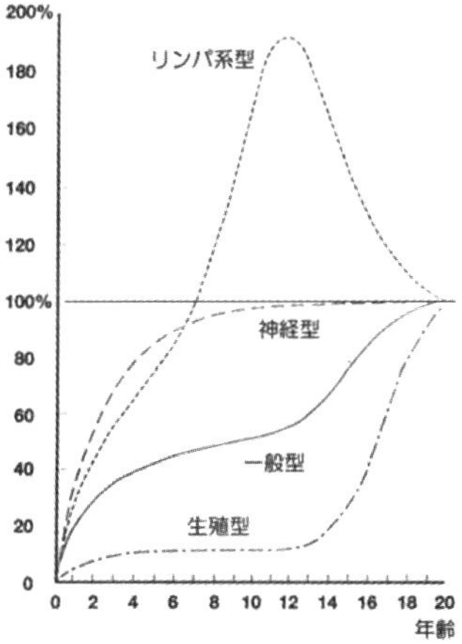

リンパ系型
胸腺、リンパ腺、腸リンパ体
神経型
脳とその部分、硬膜、脊髄、視聴覚官、頭部の多くの次元
一般型
身体全体、外部的次元（頭部と頸部を除く）、呼吸器官と消化器官、腎臓、大動脈および肺動脈本幹、脾臓、筋肉全体、骨格全体、血液容積
生殖型
睾丸、卵巣、副睾丸、卵管、前立腺、前立腺尿道、貯精嚢

出典：［齋藤・高橋、2011］を基に作成

(2) 精神的成長

　学童期は、理解力、記憶力、創造力が育ち，自己中心性が消えるとともに、友人との協調性が育つ。興味は、外面的、具体的なものから内面生活にも向けられるようになり、感情の興奮を抑えることや、自己について反省することが可能となり、社会生活への適応能力が向上し、大人の思考に近づく。

2　食生活

(1)　学童期の栄養

　学童期は、ほとんどの子どもが昼食は学校給食を喫食しており、学校給食を中核として家庭・地域と連携しながら食生活の改善を図っている。

　学校給食の「学校給食摂取基準」図表11-2については、厚生労働省が定める「日本人の食事摂取基準（2020年版）」を参考とし、その考え方を踏まえるとともに、厚生労働科学研究費補助金により行われた循環器疾患・糖尿病等生活習慣病対策総合研究事業「食事摂取基準を用いた食生活改善に資するエビデンスの構築に関する研究」（以下「食事状況調査」という）及び「食事状況調査」の調査結果より算出した、小学3年生、5年生及び中学2年生が昼食である学校給食において摂取することが期待される栄養量（以下「昼食必要摂取量」という）等を勘案し、児童又は生徒（以下「児童生徒」という）の健康の増進及び食育の推進を図るために望ましい栄養量を算出したものである。したがって、本基準は児童生徒の1人1回当たりの全国的な平均値を示したものなので、適用に当たっては、個々の児童生徒の健康状態及び生活活動の実態並びに地域の実情等に十分配慮し、弾力的に運用する。また、学校給食のない日は、カルシウム不足が顕著である。カルシウム摂取に効果的である牛乳等についての使用に配慮することともに積極的に牛乳のほか乳製品、小魚等の使用を家庭に啓発している。さらにナトリウム（食塩相当量）の摂取過剰や鉄の摂取不足など、学校給食における対応のみでは限界がある栄

養素もあるため、望ましい栄養バランスについて、児童生徒への食指導に加え、家庭への情報発信を積極的に行うことが望ましい。

図表11-2　児童又は生徒一人一回当たりの学校給食摂取基準

区分	基準値			
	6歳〜7歳	8歳〜9歳	10歳〜11歳	12歳〜14歳
エネルギー（kcal）	530	650	780	830
たんぱく質（%）	学校給食による摂取エネルギー全体の13〜20%			
脂質（%）	学校給食による摂取エネルギー全体の20〜30%			
ナトリウム（g）食塩相当量	**1.5未満** **（2未満）**	2未満	**2未満** **（2.5未満）**	2.5未満
カルシウム（mg）	290	350	360	450
マグネシウム（mg）	40	50	70	120
鉄（mg）	**2(2.5)**	3	**3.5（4）**	**4.5（4）**
ビタミンA（μgRE）	**160(170)**	200	240	300
ビタミンB$_1$（mg）	0.3	0.4	0.5	0.5
ビタミンB$_2$（mg）	0.4	0.4	0.5	0.6
ビタミンC（mg）	20	**25（20）**	**30(25)**	**35（30）**
食物繊維（g）	4以上	**4.5以上** **（5以上）**	5以上	**7以上** **(6.5以上)**
亜鉛（mg）	2	2	2	3

※太字は改正された基準、（ ）は前基準

出典：文部科学省令和3年2月12日告示（同年4月1日から施行）を基に筆者作成

（2）　栄養状態の評価

　学童期の発育状態を知る目安としてよく使われているのはローレル指数である。これの注意点としては「判定結果」はあくまでも「目安」であるということで、中学1年前後では標準は約50％で全体的にやせ気味に推移するようである。思春期を迎える頃になると性別による違いが出てくる。スポーツなどで筋力も発達してくるので、筋肉質なのか脂肪太りなのかはこの計算では判定できない場合もある。極端な場合は病気の原因ともなるので周囲の配慮も必要である。

〈ローレル指数〉　体格評価指数による評価

計算式　ローレル指数＝（体重(kg)／身長(cm)^3）×10^7

判定の目安

痩せ・・・98〜117　　　やや肥満・・・149〜159
標準・・・118〜148　　　肥満　・・・160以上

(3) 学童期の食事・食生活：食生活指針

「楽しく食べる子どもに～食からはじまる健やかガイド～」（平成16年：厚生労働省）では、授乳期から思春期にかけて「食を営む力」を育てるために、配慮する点として「心と身体の健康」、「人との関わり」、「食のスキル」、「食の文化と環境」が挙げられており、具体的にどのような「食べる力」を育んでいけば良いか示している。「学童期の食生活指針」を下記に示す。

図表11-3　学童期の食生活指針

学童期　食の体験を深め、食の世界を広げよう
○1日3回の食事や間食のリズムがもてる
○食事のバランスや適量がわかる
○家族や仲間と一緒に食事づくりや準備を楽しむ
○自然と食べ物との関わり、地域と食べ物との関わりに関心をもつ
○自分の食生活を振り返り、評価し、改善できる

出典：厚生労働省「楽しく食べる子どもに～食からはじめる健やかガイド～」2004年

(4) 学校教育における食育

学校における食育の推進は、栄養教諭を中核として学級担任と連携し、給食時間はもとより各教科等における食に関する指導に学校給食を「生きた教材」として活用しながら学校教育全体を通して食に関する指導を展開していく。その他、偏食、肥満、痩身、極度の偏食、アレルギー、スポーツに伴う個別指導等も実施している。

第2節　思春期の心身の発達と成長と食生活

1　思春期の成長と発達

(1) 身体的成長

第二次性徴など内分泌系の変化により性的に成熟する。男子は、ひげ

が生えたり、声変わりが始まり、筋肉や骨格などが発達してしっかりとした体つきになる。一方、女子では乳房が大きくなり、腰や臀部に皮下脂肪が付き丸みを帯びた身体になる。また、男子では精通現象がみられ、女子では月経がはじまる。思春期は精神的に不安定な時期であるが、これは第二次性徴にみられる性ホルモンの分泌にも影響されている。

⑵　精神的成長

　成人に向けて精神的にも急速な発達がみられる時期である。自我意識が強くなり、抽象的・理論的思考ができるようになり、精神的に自己の確立（アイデンティティ）を目指し、強い自己主張（第2次反抗期）がみられる。学業や学校生活などでもストレスを感じることが多く、精神的に不安定に陥ることも多く、食習慣の乱れや問題的食行動（朝食欠食、孤食、間食、夜食、神経性食欲不振、喫煙、飲酒など）が見られる。

2　食生活

⑴　思春期の栄養

　発育急進期で始まる思春期は、心身の成長・発達が著しく、日常の身体活動と組織合成に必要量に加え組織増加分の必要量を補給することが重要である。エネルギーやたんぱく質は、男女とも一生を通じて必要量が最も高い。脂質の摂り方の注意が必要であり、飽和脂肪酸（豚・牛肉に多く含有）の摂り過ぎに注意し、積極的に不飽和脂肪酸（魚に多く含有）を摂るようにする。更に、この時期はカルシウムの蓄積速度が最大となるためのカルシウム不足、また、成長により鉄の需要が増える半面、月経や運動などによる鉄不足に注意することが重要である。10歳～14歳までの女子は、月経血による損失が多いため全年齢男女を通じて最も必要量が高い。

⑵　栄養状態の評価

　体組成に占める体脂肪量が過剰に蓄積している状況を肥満という。肥満の判定基準としてはBMI（**B**ody **M**ass **I**ndex）がよく用いられる。日

本肥満学会では、BMIが22であると疾病の罹患率が少ないことから標準体重または、理想体重とした。BMI25以上を肥満とし18.5未満を低体重（痩せ型）としている。肥満は、体脂肪の蓄積状態により、皮下脂肪型肥満と内蔵脂肪型肥満にわけられる。思春期の肥満の約70％が成人の肥満に移行するだけでなく、将来の生活習慣病に移行する確率が高いので見過ごせない。また、痩せについては、特に女子において、摂食障害や栄養不足による貧血、月経異常のリスクを引き起こす。

> BMI計算式（**B**ody **M**ass **I**ndex：体格指数）
> BMI＝体重（kg）÷身長（m）^{2}

第3節 思春期における生活習慣の問題点

1 食に対する問題点

(1) 朝食欠食

思春期の朝食の欠食率は増加している。思春期の朝食欠食は、発育だけではなく、生活リズムの乱れや血中のブドウ糖濃度が低下し脳へのブドウ糖供給が不十分になるため、集中力が欠けたり、判断力が鈍ったりして学習能力や持久力にも悪影響を及ぼす。

(2) 間食・外食

間食や外食は、菓子や清涼飲料水の過剰摂取は、野菜不足などにより、肥満や生活習慣病へのリスクが増すだけではなく、栄養バランスが悪くなる。特に女子の栄養不足は、将来の妊娠や出産に悪影響を及ぼす。

(3) 孤食・個食

年齢が高くなるにつれて孤食や個食は増加しつつある。孤食や個食は、偏食になりがちで、「早食い」「ながら食べ」などの食生活の乱れを招きやすい。更に家族とのコミュニケーションの場が失われ食に関する知識

や食事のマナー、食文化伝承の機会を失うことになる。

(4) 痩身願望による食行動

　特に、女子において痩身志向がみられる。肥満体型ではなくても食事量を減らし、欠食してしまうケースが多く見られる。摂食障害である神経性無食欲症、神経性過食症等を発症し、体重減少だけではなく、栄養素が不足し、低身長や第二次性徴の遅れ、卵巣、子宮の発達障害、無月経、骨粗鬆症、貧血や体力低下を引き起こすことがある。

(5) 欠食・偏食

　欠食や偏食などが原因で鉄の摂取量が不足すると貧血になる場合があり、正常な発育の妨げになる。特に初潮を迎えた女子は貧血になりやすく、慢性化すると出産などの母性機能に悪影響を及ぼす。

2 薬物乱用、喫煙、飲酒

(1) 薬物乱用

　有害溶剤には、シンナー、大麻、覚せい剤、MDMA、向精神薬などがある。これらを遊びや快感を得るためなどの不適切に使用することは、幻覚や妄想、フラッシュバックをはじめとする精神障害を起こす。さらに依存性が高いため、薬物依存状態になる危険がある。

(2) 喫煙

　たばこのニコチンの作用は、血液中のヘモグロビンによる酸素運搬の作用を低下させ、その結果、脳への酸素供給が減り、一種の麻痺状態になる。喫煙は脳へも影響があり、その結果、未成年者の喫煙は脳の成長を妨げる。また脳機能は成長ホルモンの分泌も司っているので、未成年者の喫煙により身体の成長も阻害される。

(3) 飲酒

　未成年者のアルコールの影響は成人よりも大きく、特に成長ホルモンや脳へのダメージが大きいと報告されている。さらに、大量のアルコールを一時に摂取すると、血中アルコール濃度が急激に上昇し、「ほろ酔

い期」も「酩酊期」も飛び越して、一気に「泥酔」「昏睡」の状態にまで進んでしまい、場合によっては呼吸困難など危険な状態を引き起こす。これが急性アルコール中毒であり、死に至ることもある。

(1)〜(3)を防ぐためのコメント

　これらの危険行動は、社会的な要因と個人的要因によって起こると考えられている。社会的要因として、保護者や兄弟、友人、周囲の人々の行動や態度、マスメディアの影響が挙げられる。人は、自分にとって重要な人物の行動を観察して、真似をする。これらのことから、身近にいる人が好ましい行動・態度で接することが大切である。さらに個人的な要因で、自分には価値や能力がないと感じていたり、意思決定がうまくできない、ストレス解消がうまくできない、コミュニケーションがうまくとれないと危険行動をとりやすい。これらの個人的な要因が発生する大きな理由は幼少の頃に、何でも保護者が意思決定をしてしまう、褒めてもらえない、存在価値を認めてもらえない、家族とのコミュニケーションがうまくできない等、良好な家族関係が築けていないことが多い。よって、幼少の頃からの良好な家庭関係・人間関係を築き、その人自身が存在価値があると認識できて、自己肯定感を高めることが大切である。

【引用・参考文献】

医薬基盤・健康・栄養研究所監修、丸山千寿子・安達淑子・武見ゆかり編『栄養教育論〔改訂第4版〕』南江堂、2016年

岡崎光子『健康的な子どもを育むために』光生館、2016年

文部科学省「学校給食実施基準の一部改正について」

〈https://www.mext.go.jp/a_menu/sports/syokuiku/1407704.htm〉（2024.1最終アクセス）

（小澤祐加）

第12章　保育所・幼稚園の給食

第1節　保育所給食の役割

1　保育所給食の概要

(1)　保育所給食の役割

　保育所は児童福祉法に基づき、保育を必要とする乳幼児を入所させて保育することを目的とする児童福祉施設である。乳幼児は日中の大半を保育所で過ごすため、食事は栄養摂取や好ましい食習慣の形成などの上からも重要な位置を占めている。

　2008年3月「保育所保育指針」は、保育指針が順守すべき法律として告示され、これにより保育所の役割と機能に対する社会的責任が大きくなった。この改定で「食育の推進」の項が設けられ、「乳幼児期にふさわしい食生活が展開され、適切な援助が行われるよう、食事の提供を含む食育の計画を作成し、保育の計画に位置づけるとともに、その評価改善に努めること」と記され、保育所における食事を食育とともに、保育の一環として位置づけることが明記された（「食育」は第13章参照）。

(2)　保育所給食の形態

　保育所給食の形態には①直営（自園調理）②外部委託（給食業者が保育所の調理室を使用して業務を行う。1998年より認可）③外部搬入方式（外部で調理した給食を保育所に運んで提供する。2010年6月より満3歳以上児に限り容認）がある。どのような形態であっても保育所は、給食の目標を達成できるよう、適切な指導を行う必要がある。

(3) 保育所給食の運営

保育所給食の運営は施設長のもと給食責任者を定め、関係職員の協力の下に行われることが望ましい。給食関係者（栄養士、調理師など）、保育関係者（主任保育士、保育士など）、その他の関係者（保健師、看護師、事務職員など）が月1〜2回給食運営会議を開催し、給食の運営の改善に関すること、食事内容及び食事環境の改善に関すること、栄養指導・生活習慣指導に関することなどを話し合い、給食部門と保育部門、その他の部門が十分に連絡を取り合い、より良い食事の提供に努める。

2 給与栄養目標量

(1) 給与栄養目標量の設定

保育所給食は、1〜2歳児、3〜5歳児の年齢区分ごとに「日本人の食事摂取基準」を用いて、一人1日あたりの推定エネルギー必要量を求める。保育所での給与比率は、昼食では1日全体の概ね1/3を目安とし、おやつ（間食）では1日全体の10〜20%程度とする。また、たんぱく質は推定エネルギー必要量の13〜20%、脂質は20〜30%、炭水化物は50〜65%の範囲を目安に設定する。ビタミンA、B₁、B₂、C、カルシウム、鉄、ナトリウム（食塩）、カリウム、食物繊維についても考慮する。

これらは、家庭での食事と合わせて1日の給与栄養目標量となるため、家庭での食生活状況などを把握し、発育・発達状況や保育所での活動量、摂食量なども考慮して、定期的に設定、評価、見直しをする。また、子どもの特性を把握し、保育内容なども考え合わせて、食育の視点を持った食事計画を立てることも必要である。

(2) 献立作成

給与栄養目標量を基に、管理栄養士・栄養士が献立を作成する。その際には、施設設備に応じているか、子どもの食事時間に間に合うか、予算内であるかなども考慮される。通常3〜5歳児の献立を基本に、分量を減らし調理形態を変えて、1〜2歳児や離乳食に適した献立にする。また、

献立による日々の給与栄養量に幅があるので、一定期間（1週間や1ヵ月など）の平均給与量が目標量に近似するように献立作成される。

図表12-1　保育所の献立例（幼児食・春）

曜日	午前おやつ	昼食（幼児食）	主な材料	午後おやつ
月	牛乳 はっさく	豆ごはん・新玉葱とニラのみそ汁 サケの塩焼き 春野菜の煮物	(精白米・碓井豆・白胡麻)(玉葱・ニラ・エノキ・油揚 味噌・大葉)(ジャガイモ・人参・干椎茸・ミツバ) 〈小豆・片栗粉・黄粉・牛乳〉	牛乳 小豆くずもち
火	牛乳 いちご	バターロール・牛乳 春キャベツとチキンのトマト煮込み アスパラとコーンのフレンチサラダ	(バターロール・牛乳)(キャベツ・鶏モモ肉・玉葱・人参・シメジ サヤインゲン・ホールトマト・トマトケチャップ)(グリーンアスパラガス ホールコーン・胡瓜・赤玉葱)(精白米・白胡麻)	甘辛お焼き
水	牛乳 りんご	胚芽米入りごはん・サツマイモのすまし汁 ニラと厚揚げの炒め物 キュウリとジャコの酢の物	(精白米・胚芽米)(サツマイモ・玉葱・エノキ・ミツバ) (ニラ・生揚・玉葱・舞茸)(胡瓜・チリメンジャコ 人参)(黄桃・ソーダクラッカー・生クリーム・牛乳)	牛乳 ピーチカナッペ
木	牛乳 清見 オレンジ	ごはん・春キャベツのみそ汁 うすい豆とヒジキの玉子焼き レンコンと水菜の煮物	(精白米)(キャベツ・玉葱・ナメコ・青葱・味噌) (碓井豆・ヒジキ・鶏卵)(蓮根・水菜・人参・油揚) 〈人参・リンゴ・レモン・プレーンヨーグルト・牛乳〉	牛乳 キャロットジャム ヨーグルト
金	牛乳 いちご	胚芽米入りごはん・ワカメのすまし汁 新ゴボウのそぼろ煮 ブロッコリーのゴマ和え	(精白米・胚芽米)(若布・玉葱・緑豆モヤシ・シメジ)(牛蒡 豚ミンチ・玉葱・干椎茸・サヤインゲン)(ブロッコリー・人参 板コンニャク・白胡麻・鰹節)〈スルメ・八朔・牛乳〉	牛乳 するめ はっさく

図表12-2　幼児食から離乳食への展開例

曜日	5～6ヶ月頃	7～8ヶ月頃	9～11ヶ月頃
月	つぶしがゆ タラのペースト ジャガイモのマッシュ	おかゆ サケの煮物(ジャガイモ・碓井豆・ミツバ) みそ汁(玉葱・ニラ・人参)	軟飯 サケの塩焼き・煮物(ジャガイモ・人参・碓井豆・ミツバ) みそ汁(玉葱・ニラ・エノキ・油揚)
火	パンがゆ 鶏肉のペースト キャベツのマッシュ	パンがゆ 鶏肉の煮物(キャベツ・人参・トマト) スープ(玉葱・インゲン・アスパラ)	ロールパン 鶏肉のトマト煮込み(キャベツ・人参・トマト・シメジ) サラダ(アスパラ・キュウリ・赤玉葱・インゲン)
水	つぶしがゆ 豆腐のペースト サツマイモのマッシュ	おかゆ 豆腐の煮物(ニラ・玉葱・人参) すまし汁(サツマイモ・玉葱・ミツバ)	軟飯 厚揚げの炒め物(ニラ・玉葱・人参・マイタケ) すまし汁(サツマイモ・玉葱・ミツバ・エノキ)
木	つぶしがゆ タラのペースト ニンジンのマッシュ	おかゆ タラの煮物(碓井豆・水菜・人参) みそ汁(キャベツ・玉葱・青葱)	軟飯 玉子焼き・煮物(碓井豆・水菜・人参・ヒジキ) みそ汁(キャベツ・玉葱・青葱・ナメコ)
金	つぶしがゆ 豆腐のペースト ブロッコリーのマッシュ	おかゆ 豆腐の煮物(玉葱・ブロッコリー・人参) すまし汁(モヤシ・玉葱・インゲン)	軟飯 豚肉のそぼろ煮(玉葱・ブロッコリー・人参・インゲン) すまし汁(モヤシ・玉葱・ワカメ・シメジ)

出典：図表12-1、12-2共に筆者作成

3 その他の役割

(1) 保育士に求められること

・一人ひとりの子どもの把握…毎日様子の変化に注意し個別に対応する
・食事環境への配慮…清潔、安全に落ち着いて食事できる環境を整える
・食事中の声かけと関わり…食べようという意欲が持てるように接する
・保護者支援…普段の会話を大切に、信頼関係を築き気持ちに寄り添う

(2) 栄養素の充実

家庭ですべての栄養素をまんべんなく摂ることは難しい。保育所の給食で摂りにくい栄養素や食品を積極的に取り入れて、偏りを少なくする。

(3) 季節感や変化に富む献立

地域性を活かす、伝統食を取り入れる、地産地消を推進する、旬を大切にするなど、季節に応じた献立は食育にもつながる。

(4) 子どもが楽しく食事ができる

家庭では好き嫌いで食べられないものでも、みんなと一緒なら食べられるという精神面の育ちは、保育所での役割が大きい。

(5) 家庭への情報と支援

給食だより、サンプル掲示、試食会、レシピ提供、栄養相談など、食に関する情報提供をすることで、子育て支援へとつなげていく。

4 幼稚園・認定こども園の給食

幼稚園は文部科学省が管轄となり、施設に調理室設置の義務は課せられていない。認定こども園は、幼稚園と保育所が一体となった施設となるため、お弁当を持参したり、外部搬入など、施設により対応は様々である。保育園児には給食の提供の義務があるため、調理室が設けられているので、給食費を徴収して幼稚園児にも給食を提供する場合が多い。

いずれにせよ、幼稚園・認定こども園でも保育所と同じように、給食が子どもに果たす役割は、変わらず大きいものである。

第2節　食事のマナー

1　食器・食具

(1)　食器の配置

　食器の基本配置は、手前左に主食、手前右に汁物、奥におかず（主菜・副菜）を置く。この基本配置で食べることにより、同じものばかりを食べる‘ばっかり食べ’を防ぎ、均等に無くなるように順番に食べる‘三角食べ’がしやすくなる。三角食べをすることにより、口の中で味を調整する口中調味が行われ、味蕾も刺激されて味覚が発達する。

(2)　内分泌撹乱化学物質（環境ホルモン）

　体内に入るとホルモンの働きを撹乱し、生殖機能の異常などを起こすといわれている。熱、酸、油に弱く、傷があるとそこから溶け出しやすいため、プラスチック製などの食器は使用が少なくなってきている。陶器製食器は子どもにとって重量はあるが、家庭の温かい雰囲気を感じることができる。

陶器製食器を使用した保育所の食事

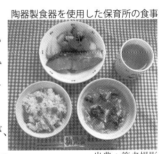

出典：筆者撮影

(3)　食具

　手づかみ食べをすることによって、手指と口の動きの協調運動を学び、次にスプーン、フォーク、箸などの食具の使用を大人の食べ方を見て模倣する。スプーンの持ち方が、手のひら握り→指握り→鉛筆握りと発達し、鉛筆握りができるようになると箸を持たせることができるが、正しい持ち方は3歳以降のほうが身につきやすく、完成するのは4歳頃である。

箸の持ち方

上のお箸だけ動かす

三本指ではさむ

くすり指の上にのせる

出典：筆者作成

図表12-3　嫌い箸いろいろ

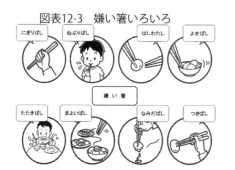

にぎりばし　ねぶりばし　はしわたし　よせばし

嫌　い　箸

たたきばし　まよいばし　なみだばし　つきばし

図表12-4　最適な箸の長さ

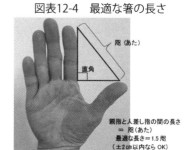

咫（あた）

直角

親指と人差し指の間の長さ
＝　咫（あた）
最適な長さ＝1.5咫
（±2cm以内ならOK）

図表12-5　箸の持ち上げ方（下ろし方は逆順にするとよい）

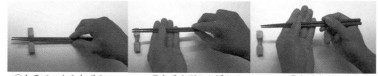

①右手でつまみ上げる　　②左手を下から添える　　③右手を下にまわす

出典：図表12-3 ～ 12-5すべて筆者作成

2　食生活の基本習慣

(1)　手洗いの大切さ

手洗いは感染予防の基本であり、日常の保育において正しい手洗いをすることはとても重要である。また、手洗いは健康的な生活習慣の基本でもあるので、子どもには早い時期から身につけさせておきたい。手洗いは食事前だけでなく、外から入って来た時、トイレの後、食事後などにも行う。病原は手から感染することが最も多いので、保育士はしっかりと感染予防対策をする必要がある。

手洗いの方法

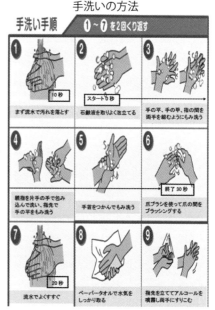

手洗い手順　❶～❼を2回くり返す

① まず流水で汚れを落とす　10秒

② 石鹸液をとりよく泡立てる　スタート0秒

③ 手の平、手の甲、指の間を両手を組むようにもみ洗う

④ 親指を片手の手で包み込んで洗い、指先で手の平をもみ洗う

⑤ 手首をつかんでもみ洗う

⑥ ボブラシを使って爪の間をブラッシングする　終了30秒

⑦ 流水でよくすすぐ　20秒

⑧ ペーパータオルで水気をしっかり取る

⑨ 指先を立ててアルコールを噴霧し両手にすりこむ

出典：公益社団法人日本食品衛生協会資料より
一部追記し筆者作成

(2) あいさつが意味すること

「いただきます」「ごちそうさま」というあいさつは、食材、生産者、調理者など食事に携わったすべての物や人に対して感謝の気持ちを込めてするもので、何気ないひと言でも背景を知ることで心持ちが変わり、心も豊かになる。それを子どもに伝えるのもおとなの役目である。

(3) いろいろな「五」

日本の風習では、一・三・五・七といった奇数は縁起が良いとされ、好まれている。五角形や五穀豊穣などバランスの良い数字でもあり、日本の食文化にも表され、和食には欠かせない数字であり、料理に活かされている。それらを知ることは日本の「おもてなしの心」を知ることになり、食のマナーを学ぶことにもつながる。

『五覚』…視覚・味覚・聴覚・嗅覚・触覚（美味しさは五感で感じる）

『五法』…生（切る)・煮る・焼く・揚げる・蒸す（会席料理に用いられる）

『五味』…甘味・酸味・苦味・塩味・旨味（味覚の根本となる基本味）

『五色』…白・黒・黄・赤・青(緑)（白は清潔感、黒は引締め、黄・赤は食欲増進、青〈緑〉は安心感を与える）

『五適』…適温・適材・適量・敵技・適心（適心とはインテリアや食器などを整え快適な環境でもてなす心のこと）

3 食中毒予防

(1) なぜ食中毒が起こるのか

食中毒は有毒物質や有害微生物に汚染された飲食物が体内に入り、嘔吐、下痢、腹痛、発熱などの急性胃腸障害を起こすものである。乳幼児は抵抗力が弱いので、おとなより少ない細菌数で食中毒を発症しやすい。原因となる菌は身の回りのあらゆるところに存在しているので、食品の取り扱いが不適切だと、食品の汚染を招き、食中毒の原因となる。

(2) 給食時に気をつけること

・保育者は清潔なエプロン、三角巾を着用し毎日洗濯する。

・髪の毛が落ちないように三角巾をつける。長い髪は束ねる。

・爪は短くしマニキュアはしない。指輪、時計などははずす。

・手指に傷があるときは配膳や介助をしない。または使い捨て手袋を使用する。

・食前に保育者と子どもはしっかりと手洗いをする。

・食前と食後に配膳ワゴンやテーブルは専用の清潔なふきんで拭く。

・子どもが配膳をする場合は健康状態を考慮し、感染症の流行期は避ける。また、保育者が体調不良のときは配膳や介助をしない。

・子どもが箸やスプーンなどを共用しないように気をつける。また、床に落ちた時は新しいものを使う。

・床に落ちた食べ物を子どもが触ったり食べたりしないよう気をつける。

・隣や周りの子どもの食べ物を食べてしまったり汚れた手で触ったりしないように気をつける

・食事後は速やかに子どもの口や手指を洗うか拭く。

・床の食べこぼしを取り除き、水拭き等で必ず掃除をする。また、イスや机の端など手が触れていそうなところもしっかりと拭く。

・片付け、掃除等が終わったらしっかりと手洗いをする。

【引用・参考文献】

給食と子どもの育ちを考える会『保育所給食と子どものゆたかな育ち』かもがわ出版、2009年

公益社団法人日本食品衛生協会「知ろう！防ごう！食中毒」〈https://www.n-shokuei.jp/eisei/sfs_index.htmll〉（2024.1最終アクセス）

厚生労働省「保育所における食事提供のガイドライン」〈https://www.cfa.go.jp/assets/contents/node/basic_page/field_ref_resources/e4b817c9-5282-4ccc-b0d5-ce15d7b5018c/3af60664/20231016_policies_hoiku_75.pdf〉（2024.1最終アクセス）

（佐藤純子）

第13章　食育の基本と内容

第 1 節　保育における食育の意義・目的と考え方

1　食育の意義と目的

　子どもは日々成長と発達の過程にあり、心身の健やかな成長には、毎日の食生活が大きく関わっている。食育の意義について、食育基本法の前文では「適切な食習慣を子どもの頃から育むことは生涯にわたる健康の保持・増進のために、最も基礎的な課題であり、食育は知育、徳育、体育の基礎となるべきものと位置づける」と示し、生涯にわたって健全な身体を培い、豊かな人間性を育むことを目的としている。このような保育における食育は、意義・目的から**図表13-1**のように位置づけられている。

図表13-1　保育における食育の位置づけ

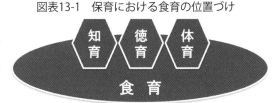

出典：全国保育士会食育推進ビジョン

2　食育の基本的な考え方

　食育基本法施行に伴い、食育推進基本計画（2006年）が策定されたが、その施策に「学校・保育所等における食育の推進」があり、5年毎に見直しが行われている。この推進計画に基づき、「保育所保育指針」、「幼稚園教育要領」、「幼保連携型認定こども園教育・保育要領」では、保育

の内容の一環として「食育の推進」が位置づけられた。

　保育所では、**図表13-2**の「保育所における食育に関する指針」（2004年）を踏まえて、食育の推進を強化すると共に、新たに規定された「保護者への食育」、「保育所の特性を生かした食育」及び「食育の環境の整備等」について、対応することになった。平成29年3月告示「保育所保育指針」では、目標として、「現在を最もよく生き、……（中略）「食を営む力」の育成に向け、その基礎を培うこと」としている。保育所における食育は、楽しく食べることを期待しつつ、食育の5項目①食と健康、②食と人間関係、③食と文化、④命の育ちと食、⑤料理と食の活動を通じて、期待する子ども像の実現を目指して行われる。

図表13-2　「保育所における食育に関する指針」5つの目指す子ども像

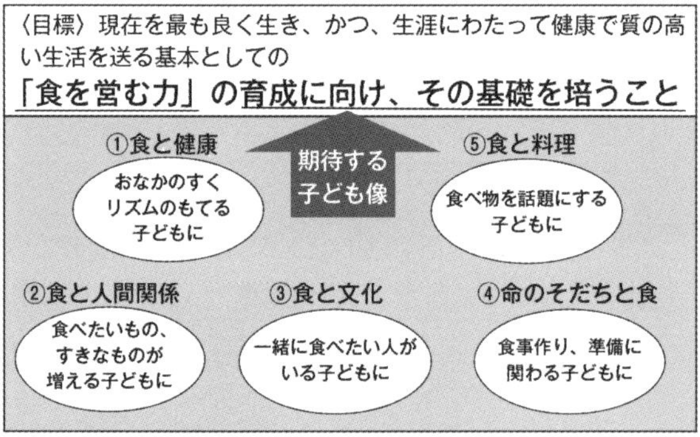

〈目標〉現在を最も良く生き、かつ、生涯にわたって健康で質の高い生活を送る基本としての
「食を営む力」の育成に向け、その基礎を培うこと

①食と健康　おなかのすくリズムのもてる子どもに

期待する子ども像

⑤食と料理　食べ物を話題にする子どもに

②食と人間関係　食べたいもの、すきなものが増える子どもに

③食と文化　一緒に食べたい人がいる子どもに

④命のそだちと食　食事作り、準備に関わる子どもに

出典：厚生労働省「楽しく食べる子どもに～保育所における食育に関する指針～」を基に筆者作成

3　食育における養護と教育の一体性

　保育は、養護と教育の一体性の中で行われるものである。「養護」は、子どもの生命の保持および情緒の安定を図るために、保育士等が行う活動をいう。「生命の保持」とは、日々の給食や食育に関わる活動が子どもの健康や成長、活動を支えること、「情緒の安定」とは、一人ひとりの子どもの成長や生活リズム、個性等を理解し、心身の安定した状態を保つために支援を行うことなどである。

「教育」に関わるねらいには「健康」、「人間関係」、「環境」、「言葉」「表現」の5領域がある。例えば、給食当番の子どもたちが調理室に行って、給食職員に、給食の献立や素材、栄養について聞いたり、味見をしたりして、自分たちの言葉や表現でクラスの子どもたちに伝える活動には、5領域のすべてが関わっている。このように、食育の目標は、養護と教育の一体性を重視する中で達成される。

第2節　食育の内容と計画及び評価

1　食育の内容と計画

　食育の内容は、①食と健康、②食と人間関係、③食と文化、④命の育ちと食、⑤料理と食の活動を通じて、期待する子ども像の実現を目指して行われる。**図表13-3**は、5項目のねらいと実践例をまとめたものである。

　保育所保育指針（第1章3保育の計画及び評価）では、保育の計画は保育課程と指導計画からなり、保育の計画に食育の計画を位置づけることになっている。食育計画は、食育全体計画と年齢別年間指導計画からなる。

図表13-3　食育の5項目のねらいと実践内容

食育の5項目		項目のねらい・実践内容の事例
① 食と健康	ねらい	食を通じて健康な心と体を育て、自らで健康で安全な生活を作り出す力を養う
	実践事例	健康管理(欠食・排便等)、水分補給、お腹の空くリズム、栄養指導、手洗い等衛生指導
② 食と人間関係	ねらい	食を通じて他の人々と楽しみあうために、自立心を育て人と関わる力を育てる
	実践事例	給食を支える人々への感謝、園児や地域の人々との交流、保育士等との共食
③ 食と文化	ねらい	食を通じて人々が築き、継承してきた食文化を理解し、作り出す力を養う
	実践事例	食事マナー、　和食・郷土食・行事食と文化　、地産地消　等
④ 命の育ちと食	ねらい	食を通じて自らをふくめすべての命を大切にする力を養う
	実践事例	食べ物への感謝、残食の減量と活用、農作物の栽培・収穫・調理体験、
⑤ 料理と食	ねらい	職を通じて、素材に目を向け、素材に関心を持ち、素材を調理する事に関心を持つ
	実践事例	献立表・3色食品群別の食材と給食サンプルの展示、はてなボックス、クッキング

出典：筆者作成

「食育全体計画」は各年齢のねらいと内容ををまとめたものであり、これに基づく「年齢別年間指導計画」は、全体計画のねらい・内容を各年齢の子どもの姿に合わせて、具体的に計画や保育者の援助や環境等について記載したものである（図表13-4）。具体的には、各時期や月ごとの計画が具体的に作成され、日常の給食指導と共に、「栽培」「クッキング」「行事」「食育媒体」などの計画を、明記する。また、「家庭との連携」「地域との連携」についても必ず計画の中に盛り込むことが望ましい。

2 食育の評価

　食育の評価では、毎日の給食指導や保育活動において、食育の目標が達成できたかを確認し、計画を修正し、改善する事で、より質の高い良い食育を行うことができる。評価の対象となるのは、子どもたちや指導計画等を策定・実施した保育者や給食職員等である。また、評価方法には、量的評価と質的評価がある。量的評価のデータには、給食の献立と残食量、食事摂取量と発育状況などがあり、質的評価のデータには、子どもたちの感想や保育士や保護者等から見た子どもの変化などがある。食育計画の各項目について、目標の達成状況を確認し、改善へつなげるために、P（Plan）計画⇒D（Do）実践⇒C（Check）評価⇒A（Action）改善のプロセスの中で検討を行う。

　食育の目標に対して、保育室と調理室、保育職員と給食職員とが共通の認識を持って、日頃から食育活動に関する情報交換や協働を行い、PDCAサイクルの中で考えることが、食育や保育の質の向上につながる。例えば、給食の時間に、保育者と給食職員（栄養士・調理師）が、保育室での子どもたちの様子を見て、献立や残食に関する意見交換を行い、子どもの姿から食事摂取量や食べ方、マナーなどの食育目標を評価することなどがあげられる。

図表13-4 食育の年間計画概要例

月	4	5	6	7	8	9	10	11	12	1	2	3
食育目標	なんでも食べる子・楽しく食べる子											
月間目標	給食に慣れよう	給食に慣れよう	きれいに手を洗おう	きれいに手を洗おう	なんでも食べて暑さをのりきろう	元気に遊んでいっぱい食べよう	元気に遊んでいっぱい食べよう	好き嫌いなく食べよう	好き嫌いなく食べよう	きれいに食べよう	みんなで楽しく食べよう	みんなで楽しく食べよう
行事食・旬のもの	入園・進級祝い たけのこ料理	茶飯 お茶マフィン こどもの日	あじさい寿司 あじさいゼリー とうもろこし	七夕メニュー 土用の丑	冷たい麺類	防災の日 彼岸の入り 十五夜	運動会（かつ丼） ハロウィン	七五三祝い膳 和食の日	冬至 クリスマス	七草がゆ	節分	ひな祭り 彼岸の入り 卒園・進級祝い
食育活動	3色ゲームクイズ（絵本・劇） お茶摘み（茶葉天ぷら）	うんちを調べ じゃがいも掘り 端午の節句 媒体展示	虫歯予防の人形劇 胸シロップ作り 夏野菜栽培	夏野菜栽培 土用の丑 媒体展示	夏野菜収穫 夏野菜レシピ 媒体展示	防災食の作り方 彼岸の媒体展示 十五夜媒体展示	さつま芋掘り 運動会紙芝居	うんちを調べ 冬野菜栽培 クリスマス	冬至紙芝居 クリスマス 媒体展示	かぜ予防（お茶うがい） おせち料理 媒体展示	かぜ予防（お茶うがい） 冬野菜収穫	ひな祭り紙芝居 彼岸の媒体展示
野菜栽培	スナップエンドウ		きゅうり おくら ピーマン	きゅうり おくら なす ピーマン	きゅうり おくら なす ピーマン		さつま芋	かぶ 大根 ほうれん草 小松菜	かぶ 大根 ほうれん草 小松菜	かぶ 大根 ほうれん草 小松菜		
クッキング 5歳児	よもぎホットケーキ	お茶プリン		夏野菜カレー			焼きおにぎり	スイートポテト	デコレーションケーキ	味噌汁	肉まん	クッキー
クッキング 4歳児	よもぎホットケーキ	お茶クッキー	じゃがいも餅	夏野菜カレー			餃子の皮ピザ	さつま芋餅	芋きりぼし	ラップおにぎり	味噌汁	ホットケーキ
クッキング 3歳児		ラップおにぎり	じゃがいも餅				ホットケーキ	さつま芋焼き	カステラ デコレーション	ピザ	味噌汁	クッキー
クッキング 2歳児			じゃがいも焼き				フルーチェ	さつま芋焼き	ホットケーキ	ポップコーン	ホットケーキ	ラップおにぎり

出典：筆者作成

3 食育のための環境

　食育のための環境には、人的環境・物的環境等がある。人的環境には、保育者、給食職員、子どもたちをはじめ、保護者や地域の方々との交流がある。物的環境では、調理室や保育室、園庭をはじめ、地域の田畑や海、河川の自然環境や教育媒体等を効果的に取り入れたり、給食の前に身体活動を行ってお腹の空くリズムを持てるようにしたり、生活時間や保育活動を考慮することなどがある。

　人的環境や物的環境を生かし、活動の目的や指導計画に応じて、効果的に教育媒体を取り入れていきたい（図表13-5）。

図表13-5　食育の教育媒体の種類と実践例

種類	媒体の事例
参加型	はてなボックス、買い物ゲーム、カルタ、パズル、すごろくなど
劇場型	紙芝居、絵本、エプロンシアター、ペープサート、劇、人形劇
掲示型	給食（実物見本）、食材の写真と3色食品群、パネル他

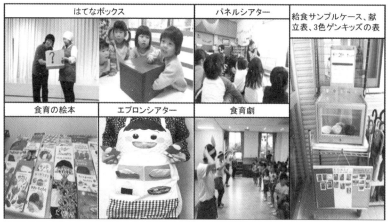

出典：焼津市保育園協会保育部会
「平成26年度志太地区保育所連合会保育研究大会報告書」を基に筆者作成

4　地域の関係機関や職員間の連携

　食育には、人的環境や物的環境をはじめ、さまざまな資源が必要であり、地域の関連機関と連携することで、豊かな食育体験が可能となる。

　保育所保育指針では、「保護者や地域の多様な関係者との連携及び協働の下で、食に関する取組が進められること。また、市町村の支援の下に、地域の関係機関等との日常的な連携を図り、必要な協力が得られるよう努めること」が示されている。

　子どもの地域での見学や体験活動は、地域の実情によって異なるが、農作物の育つ田畑の見学や収穫等の体験、パン工場の見学、魚介類の観察や潮干狩り、魚のさばき方の見学等がある。子どもたちは、地域を学びの場とするさまざまな活動を通じて、地域ならではの豊かな食育を体験できる。小学校との給食交流では、給食や活動の違いを体験することで、これからの見通しを持つ機会にもなる。このように地域を環境とするさまざまな活動が、豊かな保育実践となり、子どもたちの育ちを促し、見る視点や考える視点を変える機会ともなる。子どもの食育を通じて保護者や地域の方々との交流につなげていく取り組み、地域の子育て家庭に対して子どもによい食材を紹介するような取り組み、在宅で子育てしている方々の離乳食づくりへの提案等、食育を軸とした地域における保育実践の深まりや広がりは可能性が大きく、地域における子育て支援として、ますます重要になってきている。

　保育所等における職員には、園長をはじめとする保育者や給食職員、事務職員、保健職員等がいるが、職員間で専門性を生かした連携を行うことで、保育所内での食育をはじめ地域での食育活動が実施できる。

5　食生活指導及び食を通した保護者への支援

　保護者への支援には、保育所に入所している子どもの保護者への支援と地域における子育て支援がある。一人ひとりの子どもの健やかな成長・発

達を支援するためには、保護者と連携した食育の推進が重要である。

　入所している子どもの保護者への支援では、適切な食事や間食を給食の献立表やサンプルケースで展示したり、子どもたちの食事の様子や食育活動のねらいや成果等を食育だよりで報告したりするなど、保護者と連携した指導の視点を大切にしていきたい。効果的な支援方法には、保護者の悩みに送迎時の声かけや面談、連絡帳で対応する、苦手な食材をおいしく食べる給食のレシピを紹介する、保護者対象の食育講座を開催するなどがある。また、離乳食の進行や食物アレルギーをはじめ、特別な配慮を必要とする子どもへの対応では、保育士・栄養士が専門的な視点からアドバイスすることで、保護者の子育てへの不安を軽減し、連携した支援を行うことができる。

　地域における保護者への子育て支援では、これまで述べてきたような保育所の機能や特性を生かした、情報提供や相談対応等が求められている。本来の保育所業務に支障がない範囲において、保健所等の地域の関連機関やサービスと連携しながら進めることが大切である。

【引用・参考文献】

厚生労働省『楽しく食べる子に　―保育所における食に関する指針―』2004年

厚生労働省『保育所保育指針』第6章「保育所における保護者に対する支援の基本」2017年

田崎裕美・焼津市保育園協会・村松幹子　「残食を視点とする食育における保育士と給食室の連携－「ごちそうさま、おいしかったよ」の声が聞こえる給食を目指して」－静岡福祉大学紀要第16号、75－84、2020年

田崎裕美・村松幹子・焼津市保育園協会「保育所における食育を通じた子育て支援－令和元年度　焼津市保育園協会保育部会の実践記録から－」静岡福祉大学紀要第17号、103－110、2021年

（田崎裕美）

第14章 家庭や児童福祉施設における食事と栄養

第1節 家庭における食事と栄養

　子どもの健やかな成長には、家庭生活における乳幼児期からの基本的な生活習慣を整えることが重要である。なかでも食習慣は基本的生活習慣の要であり、自立して食事が摂れるようになる3歳までの食生活のあり方は、生涯にわたり影響があると言われる。また、子どもの食生活は保護者に依存するため、家庭での保護者の食習慣が、子どもに大きく影響する。そのことを踏まえ、家庭における食事と栄養の重要性について、保育者は保護者とともに認識する必要がある。

1 子どもの食生活の現状と課題

(1) 7つの「コ食」と食生活の課題

　現代の家庭における食生活はさまざまな課題があると指摘されている。それを「コ食」としてまとめ、日本人の成人から子どもまでの食生活の課題がわかりやすく説明されている（次頁**図表14-1**）。産業の発展と共に、食事様式は簡便化・個別化し、バランスのとれた豊かな人間関係を育む食生活は危機を迎えている。これらの食生活の課題は、親子で問題点を共有しながら克服する努力が必要であり、保護者への啓発が重要である。7つのコ食の問題点を考えてみたい。

図表14-1　7つのコ食

コ食	一般的な意味
孤食	一人で食事する
個食	同じ食卓にありながら各自が別のものを食べる
固食	同じものを繰り返し食べる
小食	食事の量や回数が少ない
濃食	味の濃い食事をとりがちである
粉食	小麦粉由来の主食をとり、米飯を食べない
子食	子どものみで食事する

出典：服部幸應『服部幸應の食育の本』
ローカス、2007年を基に筆者作成

(2)　共食のすすめ

　「孤食」が増加する一方で、家庭・地域の人や仲間と食事する「共食」の重要性が注目されている。家族で食卓を囲み、団らんの場を持つことは、心身の健康の保持・増進に役立ち、食事の簡便化や偏りを防ぎ、バランスの良い食事を安心・安全に摂れるという利点がある（**図表14-2**）。しかしながら、労働環境の変化による家族の生活時間の夜型化や、食事に対する価値観の多様化により、共食の機会は減少している。

　毎日の食事は、子どもの心身の成長・発達を観察し、食についてのマナーを教える機会であり、家庭で食事を準備し楽しく食卓を囲む努力は極めて重要である。しかし、食の社会化が進み、外食や中食（家庭外で調理された食品を購入し、家庭内で食べる食事の形態）の機会が増加するなか、自宅で調理する機会も同様に減少している。自宅調理の習慣を推進し、共食の意義と利点を改めて確認する必要がある。

(3)　子ども食堂活動の広がり

　近年、子どもたちに対し無料又は安価で栄養のある食事や温かな団らんを提供する「子ども食堂」の活動が、共食を推進する取り組みとして全国に広まっている。子ども食堂は食事を提供するだけでなく、地域のさまざまな世代の人々と触れ合う交流の場となっており、その意義が注目されている。これまでは地域活動やボランティア活動、子どもをめぐ

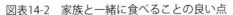

図表14-2　家族と一緒に食べることの良い点

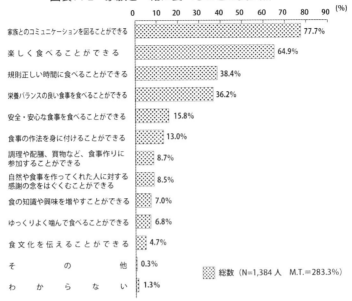

出典：農林水産省「食育に関する意識調査報告書」2017年

る問題に関心を持つ人の取り組みが多かったが、現在は、自治会や婦人会、行政関係者の理解が加わり、地域全体で推進するようになった。子ども食堂が地域社会の再生を推進し、小規模化する家族を支援する手段となる可能性も期待されており、今後の活動が注目されている。

2　家庭における食事への支援

　現在では、全世帯の6割が共働きであり（総務省、2012年）、保護者は子育てと仕事の忙しい日々を送っている。また、親世代も少子化社会で育ち、生活体験や食に関する知識が不足し、食事マナーや旬の食材についての知識・関心も少ないといった実態がある。核家族化も相まって、家庭における食文化の継承は難しくなっている。

　子どもの生活習慣・家事体験等の国際比較調査によれば、日本の子どもは、「家事の手伝い」「調理体験」「買い物の手伝い」「ごみ出し」等の

調理にかかわる家事体験の実施頻度が低くなっている。学齢児に入ると、手伝いを良くする子どもほど、道徳観、正義感が強いことが明らかにされており（国立青少年教育振興機構、2014年）、家庭と連携しながら子どもの体験を積み上げることが重要である。そのため、保育者は家庭における食生活を改善するために、食体験を繰り返し経験できるような機会を提供し、保護者に働きかける必要性がある。親子クッキングや食育便り等を効果的に使い、家庭と連携しながら幼児の食体験を推進することが重要となる。

第2節　児童福祉施設における食事と栄養

1　児童福祉施設における食事の意義と現状

　児童福祉施設は、さまざまな理由により家庭だけで育てられない児童を家庭に代わり、養育する施設である。したがって、入所している児童の心身の健全な発育を保証するため、適切な食事を提供し望ましい食習慣を身につけさせ、食を通じて社会性を育て、精神的に安定感や充足感を与えるという責務がある。そのためには、施設長を始めとする多職種の職員全員が連携し、食の提供に取り組む必要がある。

2　児童福祉施設における食事の提供ガイド

　児童福祉施設では「児童福祉施設における食事の提供ガイド」を活用し、子どもの食事・食生活の支援を行い、子どもの健やかな発育・発達に資することが求められる。「児童福祉施設における食事の提供ガイド」では、食事の提供の実務担当者を対象とし、食事の提供に関する留意点、具体的な実践例や施設での取組事例を提示している。特に、①心と体の健康確保、②安全・安心な食事の確保、③豊かな食体験の確保、

④食生活の自立支援を柱としている。

　さらに児童福祉施設の食事提供に関連する法令や通知として、「食育基本法」「楽しく食べる子どもに～保育所における食事に関する指針～」「保育所保育指針」「授乳・離乳の支援ガイド」「障害者自立支援法に基づく障害福祉サービス」「日本人の食事摂取基準」がある。これらを参照・活用しながら、保育者は多職種と連携しながら、適切に食事を提供しなければならない。

3　食事の提供及び栄養管理に関する施設別の留意点

　児童福祉施設には主に保育所・乳児院・児童養護施設・障害児施設等がある。ここでは乳児院・児童養護施設の留意点をあげることとし、保育所については第12章、障害のある子どもへの配慮については第15章を参照されたい。

（1）　乳児院

　乳児院では、家庭の事情等により養育ができない、あるいは虐待からの保護等で入所する場合が多く、入所以前の食に関する状況は良好とはいえないことが多い。乳児院で養育する時期は、授乳期・離乳期・幼児期へと、生涯にわたる食の基礎を作る重要な時期であるため、個々の状況を把握し、栄養管理を適切に行う必要がある。また、乳児院では、調理担当職員、保育担当職員など、職種ごとの職員が交代で業務を行うため、離乳食の移行や、アレルギー・障害等の個別に対応する内容は、確実に伝達されるような配慮が必要である。

　入所時には、授乳や離乳食の状況、アレルギーの有無等の状況について、看護記録・ケースワーカーや家族等からの情報を把握し、それをもとに授乳や食事について、乳児に適切な方法を検討する。低出生体重児や何らかの障害等がある場合はそれらの事由を加味する。緊急入所等で情報が得られない場合は、身長・体重・月齢等から判断し、実際に食べている様子等から再調整する必要がある。

①乳汁栄養

乳児用ミルクの授乳量は、食事摂取基準の目安量を参照し、個々の飲み方や発育状況を成長曲線や体格指数等をもとに勘案する。哺乳量は毎回記録し、乳児の発育状況をモニタリングする。各記録は、保育担当職員、看護職員、管理栄養士・栄養士などが把握しておく。アレルギーや乳糖不耐症等の乳児等は、状態にあったミルクの提供が必要であり、医師の指示に従う。

②離乳食

「授乳・離乳の支援ガイド」に沿って、個々の離乳食計画を作成し、発育・発達状態と実際の食事の状況を見ながら進める。管理栄養士・栄養士は、各段階に適した食事献立を作成し、保育担当職員と連携を図る。保育者は、個々に時間差をつけるなど工夫して食事時間を確保し、介助者が子どもの傍らに寄り添い、ゆったりとした雰囲気の中で無理強いせず、食事がおいしく、楽しいと思えるように進めることが大切である。

(2) 児童養護施設

児童養護施設で生活する子どもたちの入所理由や、抱えている問題は複雑で多様である。入所前の虐待経験や不適切な養育環境、入所による家族からの分離は、子どもたちの心身の発達に影響を及ぼしていることが少なくない。そのような子どもにとって、施設の生活が安全・安心であることが大切である。子どもの心の不安や満たされない思いが、食事に向けられることもあるが、子どもの状況に合わせた適正な食事の提供は、生活の中の食事・睡眠などの生活リズムを整えることにつながり、欠かせないものである。また、施設の職員は、日常の生活を通して、食事のマナーや食文化、さらには調理や栄養面の知識などを子どもに伝えるとともに、子どもが生涯にわたり豊かな食生活を営み、心身共に健康な 生活を送れるよう、支援することが大切である。

①個人への対応

子どもの状況に合わせて支援することが重要であり、入所に至った経

緯や入所前の生活状況の把握、発達や成長に合わせた食事の提供が必要である。生活に慣れるまでは、食事について配慮するなど、心身の安定に努めることも大切である。

　また、子どもの食事の様子や食具の使い方、他者とのかかわり方等について、保育士、児童指導員等の職員、食事の提供に携わる管理栄養士・栄養士や調理員も含めた多職種で共有し、それぞれの専門性を生かしながら連携を図り、子どもの養育につなげていくことが重要である。

　②栄養管理の留意点

　入所する子どもの実態把握（アセスメント）を行う際には、発育・発達状況や健康状態・栄養状態などの身体状況のみではなく、心の状態なども含めた広い視点で生活全体を捉えた上で把握を行う。入所する子どもの食事の様子や、残食調査などを実施し、食事の提供が適切に行われているか、子どもの発育が適切であるかなどについて、成長曲線や体格指数等で確認する。児童養護施設では異年齢児が一緒に生活をしていることから、関係職員に子ども一人ひとりの食事の適正量を周知することが重要である。なお、小規模ケア部門では、本体施設や関係機関等の管理栄養士・栄養士と連携のとれる体制作りを行うなど、適切な栄養管理ができる環境を整える必要がある。

　食事の配膳は、グループ毎に行い小人数化する事により、個々の嗜好や体調などを考慮した盛り付けができ、個別の対応につなげることができる。なお、適量の食事摂取は生涯にわたる健康管理に欠かせないことから、子ども本人が自分の食事の適量を知り、実際の摂取量を自らが把握できることが大切である。食器の大きさを個々人の摂取量に合わせて選び、料理を銘々皿へ取り分け盛り付けするなどし、食事摂取量の把握を容易にすることが必要となる。

　③厨房以外での調理に関わる衛生管理

　保育士や児童指導員などについても、衛生管理に対する意識を向上させることが大切であり、担当職員の健康管理チェック、検便の実施、調

理器具の点検や冷蔵庫の庫内温度、ならびに食材の購入保管や食事提供に関するマニュアルの作成等、衛生面への十分な配慮が必要である。小規模施設での記録にあたっては、危害の発生防止に必要な記録を理解し、記録用紙の書式も、施設に合ったものを検討することが必要である。食中毒予防については、子どもにも基本を徹底することが求められる。

④食を通じた自立支援

自立支援計画書の策定・実践のために、子どもの発達・発育に合わせた個別の目標に沿った計画を立て、継続的に多職種協働で支援を行う。子どもが自分の体に関心をもち、健康な体を維持管理するための知識や調理技術の習得など日常生活の中での支援と「食事バランスガイド」等のツールを活用した栄養教育を合わせて行うことが大切である。

また、将来、独立家庭を築いた時のモデルとなることを意識し、行事や行事食、地域の風土や文化などを通した食文化について伝承することも自立支援の一環として大切である。

【引用・参考文献】

厚生労働省「児童福祉施設における食事の提供ガイド」2010 年

厚生労働省「児童福祉施設における「食事摂取基準」を活用した食事計画について」2015 年

国立青少年教育振興機構「青少年の体験活動等に関する実態調査」(平成24 年度調査) 報告書、2014 年

内閣府「食育の現状と意識に関する調査」2011 年

農林水産省「平成28 年度食育推進施策 (食育白書)」2017 年

服部幸應『服部幸應の食育の本』(笑う食卓シリーズ) ローカス、2007 年

(増田啓子)

第15章 特別な配慮を要する子どもの食と栄養

第1節　疾病及び体調不良の子どもへの対応

1　風邪、嘔吐・下痢、便秘などの対応品の分類

　乳幼児期の子どもは、疾病に対する免疫力が弱いため感染症にかかりやすく、主な症状は発熱・下痢・嘔吐などである。子どもは体調が悪くなっても自分の状態をうまく説明できない事も多く、また症状の進行や変化が速いため保育に関わる者が子どもの状態をよく観察し、症状に応じた対応が大切となる。

(1)　風邪などの感染症

　安静にしたうえで水分を十分に補給する（次頁図表15-1）。食事はお粥や茶わん蒸しなどなるべく温かく、消化が良いものが望ましい。

(2)　嘔吐・下痢

　嘔吐が続くときは安静にすることが大切である。嘔吐がおさまったら水分を少しずつ与える。下痢が見られるときの食事はみそ汁や野菜スープのうわずみやくず湯など、低脂肪かつ食物繊維が少ない温かく消化の良いものを与える。柑橘系などの酸味が強いものや冷たいもの、固い食べ物は避ける。

(3)　便秘

　乳汁を与えている時期は乳の不足や調乳の不適切が考えられ、苦痛を伴い食欲不振になる場合は治療が必要となる。乳児期以降は3食しっかり摂るなど生活のリズムを整え、バランスの取れた食事や適度の運動を

することで改善することが多い。また、強制することなく排便の習慣を
つけ、便意をもよおしたら我慢させないようにすることも大切である。

図表15-1　水分補給に適した飲み物

白湯（さゆ）	水を沸騰させ、体温程度に冷ましたもの。
お茶類	カフェインが少ないもの（ほうじ茶や番茶など）。
砂糖水	5%程度の濃度のもの。
リンゴジュース	常温でそのまま、または薄めて用いる。
スープ	野菜スープを薄い塩味にして用いる。
小児用電解質液	大人用のものより糖分が控えめになっている。大人用のものを用いる場合は大量摂取しすぎないように気を付ける。

出典：『最新子どもの食と栄養』学建書院、p208を基に筆者作成

第2節　食物アレルギーのある子どもへの対応

1　食物アレルギーとは

　人は、体に有害な細菌やかび、ウィルスなどの異物（抗原）が入ると、
体は抗体を作り、再び同じ抗原が侵入すると免疫反応が起こり体を守る。
体がある特定の食物を摂取する事で体内に抗体が作られると、その食物
に対して過剰な免疫反応を起こすことがある。これが「食物アレル
ギー」である。食物アレルギーの抗原は、特定原材料に指定されている
卵、牛乳、小麦、そば、えび、かに、ピーナッツのほか、大豆や鶏肉、
バナナなど身近な食物であり（図表15-2）、特に卵、乳・乳製品、小麦の
アレルギー児は0〜2歳児に多くみられる（図表15-3）。食物アレルギーの
抗原はたんぱく質であることが多く、そのため消化能力が未熟である乳
幼児期は、たんぱく質が未消化のまま血液等の循環系に侵入することで、
免疫反応が起こり、さまざまなアレルギー症状が出現する（図表15-4）。
アレルギーの症状は食事をしてすぐに症状が出るものや、食べてから数
時間後に症状が現れるものがある。アレルギー症状の中で最も重篤な症
状が「アナフィラキシーショック」であり、血圧や意識の低下、呼吸困
難など激しい全身症状が現れ、迅速に対応しないと命にかかわることも

図表15-2　食品アレルギー表示

区分		食品	
表示を義務づけ	特定原材料8品目	患者数が多い	えび、かに、くるみ＊、小麦、卵、乳
		重篤な症状	そば、落花生（ピーナッツ）
表示を推奨	特定原材料に準じる20品目	いくら、キウイフルーツ、くるみ、大豆、カシューナッツ、バナナ、やまいも、もも、りんご、さば、ごま、さけ、いか、鶏肉、ゼラチン、豚肉、オレンジ、牛肉、あわび、まつたけ	

出典：2025年4月より表示義務化　2025年3月31日まで猶予期間 2023.8現在 筆者作成

図表15-3　食年齢別・食材別アレルギー児数（人）及び
年齢別・食材別アレルギー児の割合（％）

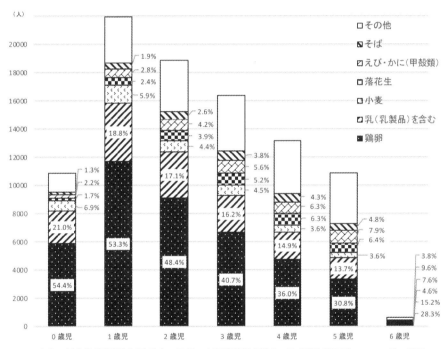

出典：厚生労働省幣制年子ども・子育て支援推進調査研究　保育所入所児童のアレルギー疾患罹患状況、東京慈恵医科大学pp.73　表Ⅱ-4a，表Ⅱ年齢別アレルギー食材アレルギー児数を基に筆者作成

図表15-4　アレルギーの症状

区分	症状
全身症状	せきこみ、意識消失、血圧低下などのショック症状（アナフィラキシーショック）、繰り返す嘔吐
消化器症状	嘔吐、腹痛、下痢
呼吸器症状	鼻水、くしゃみ、咳、ぜんそく、呼吸困難
皮膚症状	発疹、かゆみ
その他	タンパク尿、血尿、頭痛、めまい

出典：『子どもの食と栄養』一藝社、pp.207を基に筆者作成

図表15-5　アレルギー検査機関の目安

検査等 年齢	血液検査	食物傾向負荷検査
3歳まで	6ヵ月ごと	6ヵ月～1年ごと
3～5歳	6ヵ月～1年ごと	1～2年ごと
6歳以上	1年ごとまたはそれ以上	2～3年ごとまたはそれ以上

出典：『食物アレルギーのすべてがわかる本』講談社、pp.54を基に筆者作成

ある。アナフィラキシーショックの出現後、15分以内の処置が重要となるため、迅速な医療機関での受診が必要である。

　食物アレルギーは食生活だけでなく、激しい運動や心理的なストレス、寒さなどによっても症状が悪化することがある。食物アレルギーは年齢が上がるにつれアレルギー症状が軽減または消滅する事も多く、無期限に除去食を続けるのではなく、子どもの成長にともない適宜検査を受け、医師の指導のもとで普通の食事にすることが大切である（**図表15-5**）。すなわち家庭においては「念のため」の除去食ではなく、必要最小限の除去にすることを心がける。

2 食物アレルギーの対応

(1) 保育所におけるアレルギー対応ガイドラインについて

　保育所における食物アレルギーの対応については「保育所におけるアレルギー対応ガイドライン」（厚生労働省）を参考にする。保育所における食物アレルギー対応の原則（除去食の考え方等）については資料に示すとおりである。ガイドラインでは「保育所における食物アレルギー対応に当たっては、給食提供を前提とした上で、生活管理指導表を活用し、組織的に対応することが重要である」「保育所の食物アレルギー対応に

おける原因食品の除去は、完全除去を行うことが基本である」「子ども
が初めて食べる食品は、家庭で安全に食べられることを確認してから、
保育所での提供を行うことが重要である」とされている。

　保育所における食物アレルギー対応の一つとして、共通献立メニュー
によるアレルギーに対するリスク軽減がある。例えば、おおわだ保育園
（大阪府守口市）では「なかよし給食」として、全ての園児に同じ内容の
給食を食べることを目的とし、給食が提供されている。園児全員の給食
から卵と乳製品を除去し、食物アレルギーのない子どもと変わらない安
全・安心な生活を送ることができるようにした取り組みである。北海道
千歳市は自治体の取り組みとして、認定こども園や保育所等で「なかよ
し給食」の実施に取り組んでいる。適切な食物アレルギー対応を行うた
めには、常にアレルギーに関する正しい知識と、最新の情報を教職員お
よび保護者が共有することが大切である。

(2)　学校給食における食物アレルギー対応指針について

　学校給食における食物アレルギーの対応については、文部科学省が平
成27年に発表した「学校給食における食物アレルギー対応指針」（図表
15-6）に基づいて実施する。ガイドラインの内容としては、ガイドライ
ンに基づくアレルギー対応の徹底、教職員に対する研修の充実、緊急時
におけるエピペン® （アドレナリン自己注射薬）の活用、関係機関との連
携体制の構築と、これら具体的な対応のための方針の策定などである。
学校における食物アレルギー対応について、国、教育委員会、学校など
関係する各機関がそれぞれ主体的に取り組むべき事項が記されている。

　学校給食における食物アレルギー対応の基本的な考え方は、全ての児
童生徒が給食時間を安全に、かつ、楽しんで過ごせるようにすることで
あり、そのためにも安全性を最優先し、栄養教諭や養護教諭、食物アレ
ルギーの児童生徒を受け持つ担任のみならず、校長等の管理職をはじめ
とした全ての教職員、調理場及び教育委員会関係者、医療関係者、消防
関係者等が相互に連携し、当事者としての意識と共通認識を強く持って

組織的に対応することが不可欠であるとしている。

　現在、学校給食におけるアレルギーをもつ児童の対応については、ア
レルギー食品を除去する「除去食」、代替となるものを補てんし、同じ
料理の形態とする「代替食」、見た目は同じであるが調理を全く別にす
る「特別食」、自宅から弁当を持参する「弁当持参」の4種類がある。こ
のうち「除去食」による対応が約半数と最も多い。周りと異なる食事を
することは、疎外感など精神的な負荷が生じることが予想されるため、
アレルギー食品を含まない全ての児童生徒が食べることができる共通の
献立が理想と考えられる。しかし、三大アレルゲンである卵、小麦、乳
製品は給食において使用頻度が高く、また乳製品は成長期に必要なカル
シウムを豊富に含むことから、学校給食の献立から削除することが困難
であるのが現状である。

第3節　障害のある子どもへの対応

1　子どもの障害について

　子どもの障害は、先天異常や出生時の異常に関連したものがあり、治
療法や生活上の障害の程度は子ども一人ひとり異なりさまざまである。
障害には身体的障害、知的障害、発達障害（運動機能障害、精神発達遅延、
形態異常を伴う障害）などがある。身体的障害の種類は多く、運動機能
障害、視覚障害、聴覚障害、音声・言語障害、咀嚼機能障害、内部障害
（心臓機能、呼吸機能、免疫機能など）などがある。知的障害には、染色
体異常によるダウン症や先天的代謝異常症（フェニールケトン尿症）に
よるものがある。発達障害は、ASD（自閉症スペクトラム症やアスペル
ガー症候群）にみられる脳機能障害を指す。これらの障害を持つ子ども
たちの食事は、個々の力に応じた配慮や支援が求められる。

（1）　運動機能障害をもつ子どもたちへの対応

　食物を口に取りこみ咀嚼し嚥下することが困難であったり、また姿勢の異常や上肢などの運動障害による摂食が困難であったりする場合がある。そのため食べやすい適切な調理形態を選択し、食器や食具の工夫が必要となる。

（2）　ダウン症など知的障害の子どもたちへの対応

　好きな食べ物に執着し食べすぎる傾向が見られたり、咀嚼・嚥下が困難である場合も多く、咀嚼や嚥下に大きな問題がなくても食物を丸呑みするなどし、窒息の危険を伴うことがある。適切な食具を選び、手指の機能の発達を促すことができるよう、食事の際の姿勢などの指導が必要である。

（3）　ASDなど発達障害の子どもたちへの対応

　ASDの子どもの傾向として、社会的な対人関係をつくりにくく、言葉の遅れ、行動や興味の範囲の限定などがある。さらに味覚の偏りや嗅覚過敏があるため偏食（決まった食べ物しか食べない）、過食、異食（食べ物以外のものを口にする）など食行動に問題が見られることが多い。そのため摂取制限を要する食事の理解などを促す必要がある。

第4節　宗教や禁忌食品やマナーの違いについて

1　宗教禁忌について

　宗教禁忌とは、それぞれの収容の戒律などで禁止されている事項（タブー）のことである。宗教禁忌食品は、単なる好き嫌いではないことを子どもに理解できるように指導することが大切である。

（1）　イスラム教

　世界の人口の1/3を占めるイスラム教徒は、イスラム教の戒律を守った食事をする。イスラム法において合法なものを「ハラール」、非合法

なものを「ハラーム」と呼び区別している。イスラム法に則って処理された肉、清められた食品は「ハラルフード」として販売されている。豚肉やアルコール、またこれらの食材を原料にしたハムや豚エキスが入った調味料、料理酒やみりん、戒律に則って処理されていない肉なども戒律では食べてはいけないとされている。

⑵　ヒンドゥー教

ヒンドゥー教徒はインドやネパールに多く、牛を「聖なるもの」としているため牛肉は食べない。基本的に殺生を避ける傾向があり、ヒンドゥー教徒にはベジタリアンが多い。

⑶　ユダヤ教

ユダヤ教徒はイスラエルやアメリカに多く、ユダヤ教で定める食べ物に関する決まり事を「コーシャー」という。肉では、ひづめが割れ反芻する動物（牛・羊・ヤギなど）を特殊な方法で屠殺したものは食べてもよいとされ、豚やラクダは禁止されている。また、魚介類ではウロコのないタコやイカ、エビ、貝類が禁止されている。

イスラム教の食の決まりごとの一例

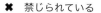

❌　禁じられている　　　　　　◯　イスラム教の戒律に則り
　　　　　　　　　　　　　　　　　加工したものは食べて良い

豚肉　　　アルコール　　　　　　牛肉　　　鶏肉

出典：筆者作成

2　マナーについて

食事のマナーは国や民族により異なる。食事をする方法は、世界の三大食法に分類され、「手食」「箸食」「ナイフ・フォーク・スプーン食」があるが、国によってさらにさまざまな食事マナーがある。例えば同じ「箸文化」でも、日本では茶碗は手に持って飯を箸で食べるが、韓国で

は茶碗は机に置いたまま、箸ではなく「スッカラ」と呼ばれる韓国式のスプーンで食べることがマナーとされている。また、料理を手で直接口に運ぶ習慣（手食）は一見珍しいように思われるが、日本でもおにぎりやパンなどを手で食べる習慣がある事から、これらの習慣を理解するのは容易であると考える。子どもには食事のマナーとして、箸の持ち方や使い方の他、食文化の違いによる差別が起こらないよう教育を行いたい。

図表15-6　アレルギー対応他のガイドライン等への情報アクセス

情報提供者	参考文献	アクセス
厚生労働省	保育所におけるアレルギー対応ガイドライン（2019年改訂版）	
文部科学省	学校給食における食物アレルギー対応指針	
おおわだ保育園	食育について（なかよし給食）	
千歳市	認定こども園・保育所等における食物アレルギー対応	

出典：各QRコード（2024年1月最終アクセス）

【引用・参考文献】

飯塚美和子他編『最新子どもの食と栄養』学建書院、2016年

海老澤元宏監修『食物アレルギーのすべてがわかる本』講談社、2014年

柴田（石渡）奈緒美、藤根悦子、大場君枝「栄養価に基づく学校給食における食物アレルギー対応に向けた提言」『日本食生活学会誌』第28巻、第2号、2017年、PP.125-131

厚生労働省「保育所におけるアレルギー対応ガイドライン（2019年改訂版）」

（喜多野宣子）

【編著者紹介】

増田 啓子 （ますだ・けいこ）
　常葉大学 保育学部保育学科 教授

●主な著書

『Creative Living「家庭総合」で生活をつくろう、高等学校家庭科用検定
　教科書』大修館書店、2022年

『新版 福祉のための家政学』建帛社、2022年

『保育士を育てる⑨子ども家庭支援論』一藝社、2020年

『新版 子どもの食と栄養』一藝社、2018年

『児童学事典』丸善出版、2018年

【執筆者紹介】（五十音順）

井部 奈生子（いべ・なおこ）　　　　　［第4章］
　　戸板女子短期大学 食物栄養科 准教授

喜多野 宣子（きたの・のぶこ）　　　　［第6・15章］
　　大阪国際大学 人間科学部人間健康科学科 准教授

小澤 祐加（こざわ・ゆか）　　　　　　［第9・10・11章］
　　名古屋大学大学院

佐藤 純子（さとう・じゅんこ）　　　　［第5・12章］
　　大谷大学 教育学部 非常勤講師

宅間 真佐代（たくま・まさよ）　　　　［第3・7・8章］
　　純真短期大学 食物栄養学科 教授

田﨑 裕美（たざき・ひろみ）　　　　　［第13章］
　　静岡福祉大学 社会福祉学部健康福祉学科 教授

田村 佳奈美（たむら・かなみ）　　　　［第2章］
　　福島学院大学短期大学部 食物栄養学科 准教授

増田 啓子（ますだ・けいこ）　　　　　［第1・14章］
　　（編著者紹介参照）

装丁・一部図表作成　本田いく

健やかな成長を育む 令和版 子どもの食と栄養

2024年2月28日　初版第1刷発行

編著者　増田 啓子
発行者　小野 道子
発行所　株式会社 一藝社
〒160-0014 東京都新宿区内藤町 1-6
Tel. 03-5312-8890　Fax. 03-5312-8895
E-mail : info@ichigeisha.co.jp
HP : http://www.ichigeisha.co.jp
振替　東京 00180-5-350802
印刷・製本　株式会社丸井工文社

ICHIGEISHA

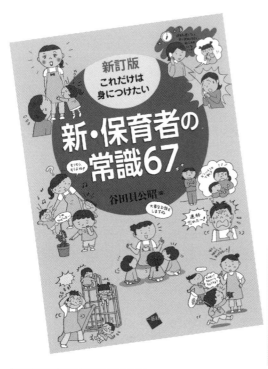